女子医大式

腎移植
ポケットマニュアル

東京女子医科大学　移植管理科
石田英樹
監修

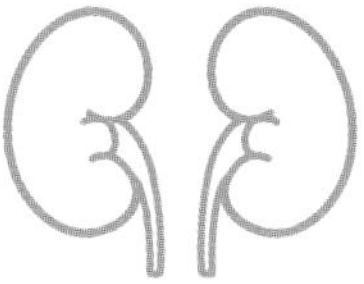

Pocket Manual of
Kidney Transprant
@TWMU

医歯薬出版株式会社

This book is originally published in Japanese
under the title of :

JOSHIIDAI-SHIKI JIN ISHOKU POKETTO MANYUARU
(Pocket Manual of Kidney Transplant @TWMU)

Editors :
ISHIDA Hideki
Professor, Department of Transplant Management,
Tokyo Women's Medical University

ISHIYAKU PUBLISHERS, INC.
7-10, Honkomagome 1 chome, Bunkyo-ku,
Tokyo 113-8612, Japan

序文

東京女子医大は1971年に故太田和夫先生が始められた腎移植第1例以来，昨年でちょうど50年を迎えた．これまでの腎移植の総数は5,000例以上にのぼる．

半世紀の間に移植医療は完全に形を変えてきた．私が医師になった1987年は50%余りだった腎臓の生着率は最新のデータでは98%以上と大幅に改善している．これほどまでに様相を変えた医療は他の領域の医療においても例を見ないであろう．改善の礎となった要因は，①免疫抑制薬の開発，②免疫の検査機器の開発，そして，③ドナー手術の内視鏡手術への変換，などが挙げられる．そして何よりもの貢献は何とか腎不全で困っている患者さんを1例でも救おうと新たな薬剤や技術を駆使しそれを習得してきた先人たちの努力と情熱に他ならない．もちろんその背後には多くの患者さんの犠牲があった．1999年よりこのような技術を得ようと地域医療を担っている多くの若手医師たちが東京女子医大に研鑽に来られ，その医師の総数は200名余りにものぼる．

今回ここに出版させていただいた本マニュアルにはこれまで50年間の東京女子医大の腎移植の臨床ノウハウが1冊に詰まっている．これから移植医療を始められる医師や看護師，薬剤師など医療スタッフ全員の方々を対象に書かせていただいた．腎臓を患われた患者さんが実際に移植を希望して初診でドナーとともにわれわれの外来の扉を叩かれてから無事に手術を終了して社会復帰に戻られるまでの管理を実戦に即し，この1冊を手にしていただければわかるように書いたつもりである．

太田先生が移植を本学で開始された50年前には予想だにしなかった新型コロナウイルス感染症COVID-19が世界中で猛威を振るっている．そしてこれからの地球は日本のみならず世界中どこにおいてもCOVID-19のような恐ろしい感染症との闘いが待ち受けている．移植医療は免疫抑制薬が不可欠であり，感染症とは 180 度正反対の医療ということができる．臓器移植は手術の成功はさることながら，拒絶反応を起こさないように感染症にも充分に留意して管理していかなければならない．そのような意味で，少しでも本ポケットマニュアルが地域で移植医療を支えておられるスタッフの方々のお役に立てれば幸いと考えている．

最後に，これまで腎臓移植のみならず，心臓移植，肝臓移植，そして膵臓移植などすべての臓器移植に尽力されてきた東京女子医大の移植外科，移植内科の先生方に感謝しながら御礼の言葉とさせていただきたい．

2023 年 5 月

東京女子医科大学
移植管理科
石田英樹

執筆者一覧

■監修

石田英樹（東京女子医科大学 移植管理科 教授）

■まとめ

海上耕平（東京女子医科大学 移植管理科 講師）

■執筆

石井晃太（東京女子医科大学 泌尿器科）
大木里花子（東京女子医科大学 移植管理科）
神澤太一（東京女子医科大学 泌尿器科 講師）
北島和樹（北里大学医学部 泌尿器科学 診療講師）
関戸恵麗（東京女子医科大学 泌尿器科）
永久知佳（東京女子医科大学 泌尿器科）
林　千裕（東京女子医科大学 泌尿器科）
阪野太郎（東京女子医科大学 泌尿器科）
古澤美由紀（東京女子医科大学 泌尿器科）
別府寛子（東京都立大久保病院 腎臓内科）
前之園良一（大阪医科薬科大学 腎泌尿器外科）
宮坂　嶺（東京女子医科大学 泌尿器科）
宮本直志（館山病院）
尾本和也（余丁町クリニック 腎移植フォローアップセンター 院長）
山下倫史（米シダーズ-サイナイ医療センター 病理学）
岡部　祥（東京女子医科大学 看護部）
越田里美（東京女子医科大学 看護部）

目次

第1章 移植準備

第2章 入院から退院まで

第3章 移植後

第4章 移植後後期（術後6〜12カ月以降）

第5章 生体腎移植ドナーの流れ

第6章 その他

第1章

移植準備

1 移植施設紹介までの流れ

POINT

◎保存期腎不全患者は，eGFR30 mL/min/1.73 m^2 未満に至った時点で腎臓専門医・専門医機関に紹介し，腎代替療法の説明を行う．

◎先行的腎移植（preemptive kidney transplantation：PEKT）を希望する場合は，CKD ステージ G4（eGFR15～30 mL/min/1.73 m^2）を目途に移植施設に紹介する．

1. 腎代替療法についての説明，専門医紹介のタイミング

医学的な状況に加え，患者の価値観，生活スタイルに合った治療法を選択するために十分な時間が必要である．慢性腎臓病の原疾患や腎不全の進行速度にもよるが，eGFR30 mL/min/1.73 m^2 未満に至った時点で腎臓専門医・専門医機関に紹介し，腎代替療法についての説明を開始することが推奨される[1,2]．

2. 血液透析・腹膜透析・腎移植のそれぞれの特徴（表 1）

腎代替療法にはそれぞれメリット・デメリットがある．医学的な情報に加え，患者背景（生活様式，価値観，家族・介護者）など総合的に加味し，患者・医師・コメディカルで協議し治療法を選択していく．

表1　血液透析・腹膜透析・腎移植のそれぞれの特徴[3)]

	血液透析	腹膜透析	腎移植
代替できる腎臓の機能	血液透析で10%程度，腹膜透析で5%程度（エリスロポエチンやビタミンDなどのホルモンの異常が残る）		50%程度．ホルモンの異常はある程度回復
必要な薬剤	末期腎不全のときに使用した薬剤とほぼ同等		免疫抑制薬とその副作用予防の薬剤が追加される
生命予後	腎移植に比べると劣る		優れている
心血管合併症	多い		透析に比べて少ない
生活の質	腎移植に比べると劣る		優れている
生活の制約	多い（週3回，1回4時間程度の通院治療）	やや多い（透析液交換，装置のセットアップなど）	ほとんどなし
社会復帰率	低い場合がある		高い
食事・飲水・制限	多い（タンパク・水・塩分，カリウム，リン）	やや多い（水，塩分，リン）	少ない
手術	内シャント作製，カテーテル挿入	腹膜透析カテーテル挿入	腎移植
通院回数	週3回	月に1～2回程度	安定していれば，3カ月以降月1回
旅行・出張	旅行先等での透析施設の確保が必要	透析液等の携帯や準備	制限なし
スポーツ	脱水に注意	腹圧がかからないようにする	移植した部位の保護
妊娠・出産	妊娠・胎児のリスクを伴う		安定期で腎機能良好なら可能．免疫抑制薬等の調整
感染症	リスクが高い		予防が重要
入浴	透析終了後は，当日の入浴・シャワー不可	カテーテル出口部の保護が必要なことがある	制限なし
その他のメリット	医療スタッフが管理	血圧や老廃物の変動が少ない 在宅治療である 自由度が高い 尿量が維持されやすい	透析療法が不要
その他のデメリット	バスキュラーアクセスの問題（閉塞，感染，出血，穿刺痛，ブラッドアクセス困難） 除水による血圧低下	腹部症状（膜が張る等） カテーテル感染・位置異常等 腹膜炎のリスク 透析液へのタンパク喪失 腹膜の透析膜としての寿命（5～8年くらい）	免疫抑制薬の副作用 拒絶反応等による腎機能障害 透析再導入の可能性 移植腎喪失への不安

3. 移植施設への紹介（図1）

患者自身が腎移植を希望し，かつ自らの意思で腎臓の提供を希望するドナーがいることが生体腎移植の条件となる[4)]（ドナーの適応については第5章1，ドナー不在の際は第6章「献腎移植の

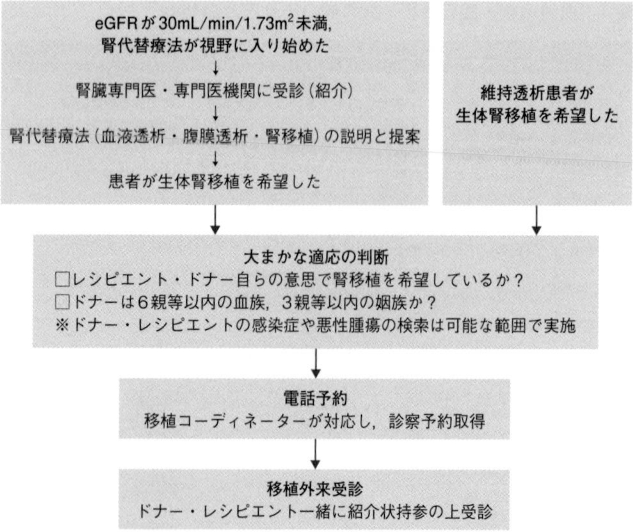

図1　受診までの流れ

流れ」を参照）．レシピエント紹介から生体腎移植施行に至るまで，移植術前評価に概ね半年から1年を要することから，特に後述の先行的腎移植（preemptive kidney transplantation：PEKT）を希望する場合はCKDステージG4（eGFR15～30 mL/min/1.73 m^2）を目途に移植施設に紹介する．腎不全の進行が早い症例など，個々の症例ごとに差異がある場合は，移植施設と連携して調整を行い，円滑な移植医療につなげるようにする．既に透析を受けている場合，紹介はどのタイミングでもよい．

外来受診の際には，紹介状と検査データを持参の上，本人およびドナーに一緒に受診してもらう．初回受診時に，腎移植レシピエントコーディネーターとの面会も行い，同時に介入を開始する．

4. 先行的腎移植（preemptive kidney transplantation：PEKT）

透析療法を経ずに末期腎不全期に受ける腎移植を指す．良好な生命予後，グラフト予後，心血管系合併症進行の抑制と死亡率の抑制，透析合併症の進行阻止，医療経済の負担軽減等の利点から近年増加傾向であり，2018年には全体の約30%がPEKTとされる[5]．一方で，透析療法を経験しないため，免疫抑制薬の服薬アドヒアランス低下が問題になることもある[6]．原疾患によっては透析導入後の待機期間が必要な場合もあり，その適応については検討を要する．安全にPEKTを実施するためにはeGFR 10〜15 mL/min/1.73 m^2 前後で手術を行うことが望ましいと考えられている[7]．

1
2
3
4
5
6

文　献

1）日本腎臓学会．エビデンスに基づくCKD診療ガイドライン2018.
2）腎代替療法選択ガイド2020.
3）日本腎臓学会 他．腎不全 治療選択とその実際2019年版.
4）日本移植学会．日本移植学会倫理指針．日本移植学会ホームページ http://www.asas.or.jp/jst/pdf/info_20120920.pdf
5）日本移植学会 他．移植 2018；53：89-108.
6）西　慎一．日腎会誌 2013；55(2)：119-124.
7）高橋公太．先行的腎移植の現状．腎と透析 2012；73：825-8.

（別府寛子）

2 レシピエントの術前評価

POINT

◎腎移植レシピエントの適応条件は，末期腎不全であり，全身感染症，活動性肝炎，悪性腫瘍がないことである．

◎移植の周術期には CVD イベント発生が多いため，全症例循環器内科受診を行いリスクの高い患者については CAG も検討される．

1. 腎移植希望者（レシピエント）適応基準[1)]

❶末期腎不全患者であること

透析を続けなければ生命維持が困難であるか，または近い将来に透析に導入する必要に迫られている保存期慢性腎不全である（PEKT の場合：eGFR＜15）

❷全身感染症がないこと

❸活動性肝炎がないこと

❹悪性腫瘍がないこと

その他の詳しい適応基準に関しては，施設間差が存在し得る．

2. 移植に向けての流れ

❶生体適合性検査（第 1 章 3 を参照）

❷原疾患の同定，現時点での病勢評価：再発の可能性

例）RPGN, FSGS, SLE などの場合，原疾患はバーンアウトしているのかどうか（第 4 章 2 を参照）．

ADPKD の場合：脳動脈瘤，僧帽弁逸脱などの合併疾患はない．

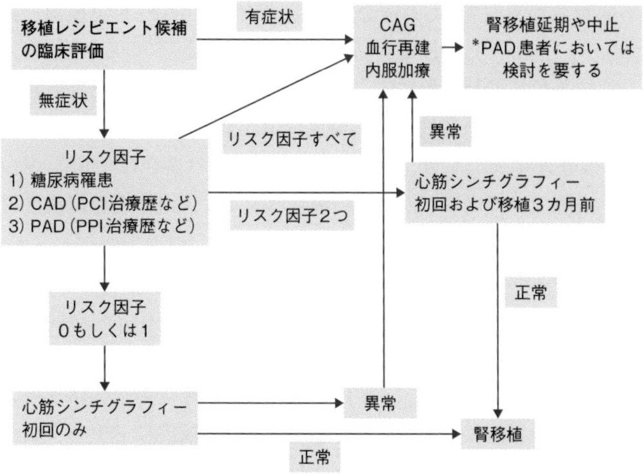

図1　当院における生体腎移植患者の術前心スクリーニング

IgA 腎症の場合：IgA 沈着物の再発は 10 年目で 19%，15 年目で 23%．再発までの期間の中央値は 3.4 年[2]．

FGS の場合：再発率 30%程度で，再発者の 4 割が 5 年以内でグラフトロスする[3]．

❸心血管系スクリーニング（図 1）

移植手術の最大の合併症である．移植患者の死亡リスクとして移植手術そのものが挙げられ[4]，また，CVD イベントは腎移植後 3 カ月以内と早期に認められることが多い[5]．

スクリーニング検査：心エコー，心電図，冠動脈 CT 造影，SPECT，冠動脈石灰化指数

全症例循環器内科受診を行い，リスクの高い患者についてはCAG も検討される．

❹悪性腫瘍スクリーニング

悪性腫瘍は移植を介して伝播する可能性が知られており[6]，ドナー・レシピエントともに術前検索を行うようにする．

推奨される検査：CT検査，上部・下部消化管内視鏡検査，女性は乳癌・子宮癌検診など．

移植後免疫抑制開始に伴う悪性腫瘍増悪の可能性があり，特に腎癌など腎尿路系悪性腫瘍の発生には注意する．CT検査は造影CT検査が望ましいが，保存期腎不全症例の場合は使用しづらい．当院では腎癌など疑わしい場合は入院し，血液透析療法併用下に造影CTにて再評価を行うこともある．

❺感染症スクリーニング

現在の免疫抑制療法はCNIによるヘルパーTリンパ球抑制が主体であり，移植後感染症としてウイルス感染症の頻度が高い[7]．HBV，HCV，HIV，HTLV-1Vなどは免疫抑制に伴う再活性化や臓器移植に伴う伝播など懸念され，移植前にドナー・レシピエントの感染プロファイルを確認する．

❻ワクチン

麻疹，風疹，おたふくかぜ，VZVの生ワクチンの移植前接種は推奨されるが，反対に移植後の生ワクチンの接種は原則禁忌とされるため，移植前時点で接種を行い，抗体を獲得させておく必要がある[8]．また，インフルエンザウイルス，HBV，肺炎球菌といった不活化ワクチンに関しては移植前・移植後の接種が推奨されている[8]．近年では新型コロナウイルスワクチンについても移植前の接種が推奨される．

移植後の不活化ワクチン接種については，インフルエンザワクチンは移植後1カ月以降，その他のワクチンは移植後3〜6カ月以降が推奨される．

〈参考〉

悪性腫瘍罹患後の移植可基準[9]

移植の候補にならない進行ステージは省略.

・乳癌

ステージ	5年生存率	移植までの待機期間
stage 1	97～99%	必ずしも必要なし
stage 2	90～99%	1～2年
stage 3	66～97%	3～5年

・大腸癌

ステージ	5年生存率	移植までの待機期間
stage 1	91%	1年
stage 2	72%	2年
stage 2～3	72%	3～5年
stage 4	13%	5年

・直腸癌

ステージ	5年生存率	移植までの待機期間
stage 1（全切除）	85～88%	1～2年
stage 1（部切）	78～88%	2年
stage 2	70%	3～5年
stage 4	14%	5年

・腎臓癌

ステージ	5年生存率	移植までの待機期間
T1a, N0, M0	95～98%	必要なし
T1b, N0, M0	80～91%	Fuhrman grade 1～2 必要なし Fuhrman grade 3～4 1～2年
T2, N0, M0	80%	2年
T3, N0, M0	43～80%	最低2年
T4, N0, M0	28～55%	最低2年

・前立腺癌

ステージ	生存率	移植までの待機期間
very low risk	15年以内の死亡率＜1%	必要なし
low risk	15年以内の死亡率2〜3%	必要なし
low-intermediate risk	15年以内の死亡率＜5%	治療開始後15年の死亡予測率が10%未満であれば，移植まで待機する必要なし
high risk or very high risk	15年以内の死亡率20〜70%	治療開始後15年の死亡予測率が10%未満であれば，移植まで待機する必要なし
metastatic ホルモン感受性あり	余命5〜6年	2年間病勢が安定していれば考慮

・膀胱癌

ステージ	2年局所再発	移植までの待機期間
筋層非浸潤性膀胱癌 low risk	19%	6カ月
intermediate risk	39%	6カ月
high risk	38%	2年
筋層浸潤性膀胱癌 膀胱切除後	25〜37%	2年

・婦人科腫瘍

ステージ	移植までの待機期間
low risk	必要なし
intermediate risk	治療完遂後 2〜3年
high risk	治療完遂後 5年

・肺癌

ステージ	5年生存率	移植までの待機期間
stage 1	92%	3年以上
stage 1B〜2B	68%	5年
stage 3A	36%	5年

文　献

1) 日本移植学会．生体腎移植ガイドライン．日本移植学会ホームページ http://www.asas.or.jp/jst/pdf/guideline_002jinishoku.pdf
2) Uffing et al. CJASN August 2021；16(8)：1247-55.
3) Uffing et al. CJASN February 2020；15(2)：247-56.
4) Wolfe RA et al. NEJM 1999；341：1725-30.
5) Aalten J et al. Transpl Int 2008；21：985-91.
6) Ison MG et al. Am J Transplant 2011；11：1123-30.
7) 海上耕平, 石田英樹．腎と透析 2019；86（増刊号）：432-7.
8) 日本移植学会 成人臓器移植予防接種ガイドライン策定委員会．成人臓器移植予防接種ガイドライン 2018 年度版．2018.
9) Al-Adra DP et al. Am J Transplant 2021；21(2)：460-74.

（大木里花子）

memo

3 移植免疫検査の見方

POINT

◎免疫学的検査は，抗原検査（HLA タイピング），抗体検査に分けられる.

◎抗体検査には，抗体があるかないかのみ確認する検査，抗体はクラスⅠ，クラスⅡのどちらなのかを調べる検査，ならびに抗体の詳細を同定する検査の 3 種類があり，必要に応じて使い分ける.

1. 免疫学的検査とは

腎移植に臨む際，まずドナーとレシピエントそれぞれの同意がとれた上で，それぞれの HLA 抗原検査（HLA タイピング）を行う．そしてドナーに対する HLA 抗体について調べる抗体検査

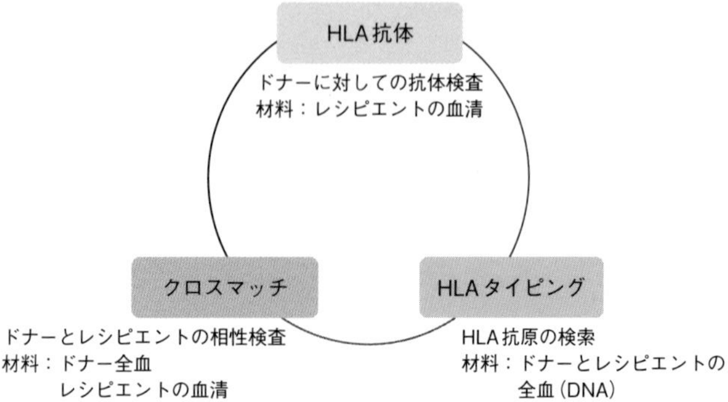

図 1　各検査の材料

表 1　HLA 結果表記の一例

	HLA-A		HLA-B		HLA-DR	
血清型	33	24	52	44	13	15
遺伝子型	33：03	24：02	52：01	44：03	13：01	15：02

を行う．抗体検査としてドナーのリンパ球とレシピエントの血清を使用する検査（クロスマッチ）と，レシピエントの血清のみで行う検査の 2 種類がある（図 1）.

2. 抗原検査（HLA タイピング）

HLA（human leukocyte antigen）はヒト白血球抗原のことであり，第 6 染色体の短腕部に存在する，生体防御のために自己非自己を見分けるための重要分子である．A，B，C，DR，DQ，DP など多くの抗原で構成されている.

クラスⅠ：A，B，C．ほとんどの有核細胞，血小板等に発現

クラスⅡ：DR，DQ，DP．抗原提示細胞に発現

A，B，C，DR，DQ，DP などの種類をローカスと呼ぶ．**表 1** に示すように 2 桁の数字が血清学的な表記，4 桁の数字が遺伝子型の表記となっている.

3. 抗体検査（図 2，3，表 2）

❶ LCT（lymphocyte cytotoxicity test：リンパ球細胞障害試験）＝CDC（complement dependent cytotoxicity）

最も古典的な抗ドナー抗体の検出法．ドナー腎臓をリンパ球に見立てて HLA クラスⅠ抗原を T リンパ球，HLA クラスⅡ抗原を B リンパ球として，それぞれのリンパ球に患者血清およびウサギ補体を加え，細胞障害性を顕微鏡で観察し死細胞率を％で表す方法である．当科では，T 細胞陽性例は移植禁忌，B 細胞陽性

クロスマッチ

ドナーリンパ球使用	ドナーリンパ球不使用	
LCT（CDC）	ELISA	
AHG LCT	Flow-PRA Screening	
FCXM	Flow-PRA Specific	フローサイトメトリーを使用
ICFA	Flow-PRA Single Antigen	
Flow DSA-XM	LABScreen Mixed	
	LABScreen PRA	Luminexという機器を使用
	LABScreen Single Antigen	
	WAKFlow HLA抗体	
	LifeScreen Deluxe	
	LIFECODES Class 1 ID & 2 ID	

図2　HLA抗体検出法の種類

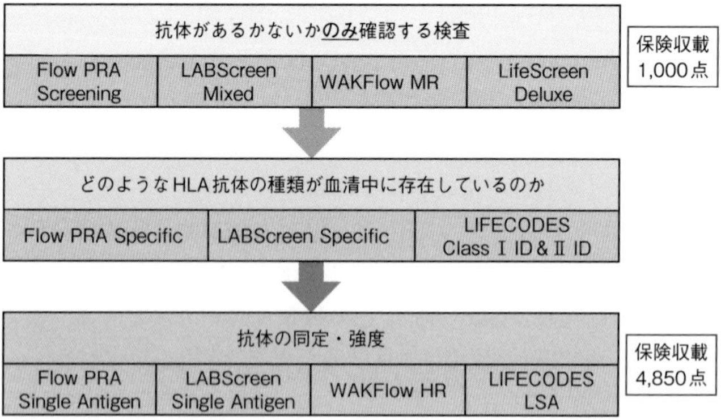

図3　抗体検査の使い分け

表2　各検査の所要時間

	検査所要時間（検査室に検体到着から解析終了まで）
LCT（CDC）	約3〜4時間
FCXM	約2〜3時間
LAB Screen Single Antigen	約2〜3時間

例は移植可としている．

抗原抗体補体反応は温度依存性であるため，結果用紙には Bw（warm），Bc（cold）と温度別に書かれている．warm は 37℃で反応させた場合，cold は 4℃で反応させた場合であり，warm では IgG 抗体の反応，cold では IgM 抗体の反応を見ている．拒絶反応に重要な役割を持つ IgG 抗体のみを調査するため，施設によっては warm のみ施行している場合がある．当院では warm および cold 両方を施行している．

〈注意〉

・DSA が高力価でないと検出できない，感度の低い検査法である．

・判定は，検査技術者の主観，熟練度に左右される．

❷ FCXM

ドナーの生きた T，B リンパ球を使用する点は LCT（CDC）と同様である．FCXM 法は，蛍光色素を標識した抗ヒト免疫グロブリンを二次抗体としてフローサイトメトリーで解析する．当院では患者検体とネガティブコントロールの中央値の比が T 細胞，B 細胞ともに 2.0 以上で陽性と判定している．

〈注意〉

・LCT（CDC）に比べて感度は 100 倍以上高くなる．

・非特異的抗体によっても陽性になることがあり，擬陽性の場合は HLA 抗体の有無や感作歴などの総合的な判定が必要．

❸ Flow PRA（panel reactive antibody）Screening

検査時にドナーの血球は必要ない．アットランダムに 1 つのビーズに 4 つの HLA クラスⅠ，クラスⅡ抗原が結合しており，これに患者血清および二次抗体を加えてフローサイトメトリーで解析する．市販のコントロールビーズをネガティブコントロールとして同時に測定し，カットオフ値を引き，その値以上を示す陽性細胞が全体のどれくらいであるかで陽性率の算定を行う．10% 以上もしくはヒストグラムが多峰性を示した場合を陽性とする．しかし，具体的に HLA クラスⅠ，クラスⅡのどの抗原に対して

表3 LAB Screen の種類

LAB Screen Mixed	ビーズに3～5パネルセル由来のHLA抗原が結合しており，HLA抗体の有無を確認可能.
LAB Screen PRA	1ビーズに1パネルセル由来のHLA抗原が結合しており，HLA抗体の有無，およその特異性，% PRA* を確認可能.
LAB Screen Single Antigen	1ビーズに対しリコンビナントHLA抗原が1種類のみ結合しており，HLA抗体の抗原特異性の検出が可能.

陽性なのかは，アットランダムに抗原がビーズに結合しているためわからず，Flow PRA specific，Flow PRA Single Antigen で抗HLA抗体の特異性を判定する.

最近では最初の免疫学的検査の際に，ほぼ全例❹の LAB Screen Single Antigen を行っているため，❸は省略されていることが多い.

❹ LAB Screen Single Antigen

原理自体は Flow PRA（フローサイトメトリーによる検査）とまったく同様であるが，使用する試薬を LAB Screen，使用する機器を Luminex と呼ぶ.

LAB Screen には LAB Screen Mixed，LAB Screen PRA，LAB Screen Single Antigen，LAB Screen Single Antigen Supplement の試薬が存在する（表3）.

〈注意〉

・Luminex（機器）のコンディション，測定者，測定日の気温によって測定値に差異が生じることがあるため，同一患者の抗体価推移を見る際は同日の測定が望ましい.

（例：ある患者の移植直前，移植2週間後の DSA の nMFI 値の変化を見たい場合，血清を保存しておき同日に測定，比較することが望ましい.）

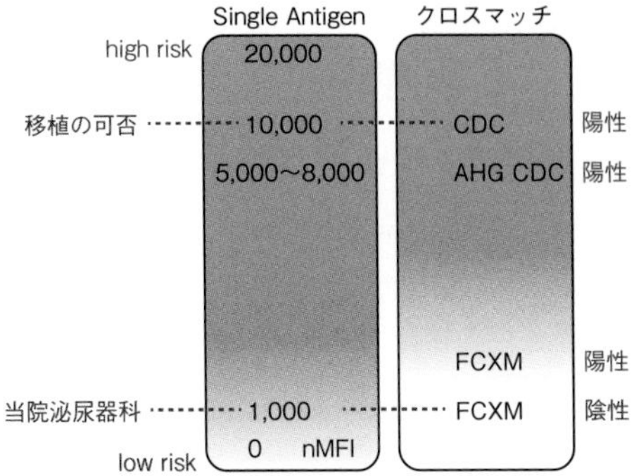

図 4　各検査法の検出感度（クロスマッチ結果とnMFI の関係）

4. nMFI と各検査法の検出感度（図 4）

正式には normalized mean fluorescence intensity（nMFI）が一般的に汎用されている．Luminex の蛍光値の読み取り結果．各ビーズから発したシグナルを母集団とした中央値を示しているものであり，数値自体に定量性は乏しく，目安程度である．実際には MFI 値が高い≒抗体量が多い目安としている．

5. ケーススタディー

実際の免疫レポートを読んでみよう！

(1) HLA タイピング結果

レシピエント	HLA-A		HLA-B		HLA-DR	
血清型	33	24	52	44	13	15
遺伝子型	33：03	24：02	52：01	44：03	13：01	15：02
ドナー	HLA-A		HLA-B		HLA-DR	
血清型	2	24	7	61	1	4
遺伝子型	02：01	24：02	07：02	40：02	01：01	04：05

(2) リンパ球使用の検査

CDC-XM		FCXM	
CDC-T	0%	T cell-IgG	陽性（ratio 11.5）
CDC-Bw	0%	B cell-IgG	陰性（ratio 1.5）
CDC-Bc	0%		

(3) リンパ球不使用の検査（LAB Screen Single）

LAB　Screen Single Class1-IgG（normalized MFI）
A24（1213），B58（1316），B61（5580）
LAB　Screen Single Class2-IgG（normalized MFI）
No positive reaction

(4) HLA タイピング結果

レシピエント：A（33,24）　B（52,44）　DR（13,15）

ドナー　　　：A（2,24）　B（7,61）　DR（1,4）

*現在はC，DQ，DPローカスについてもタイピングを行っていることが多い．

表4　血清型と遺伝子型対応表

アリル	ブロード抗原	アリル	ブロード抗原	アリル	ブロード抗原
A*02：01	A2	B*07：02	B7	DRB1*04：01	DR4
A*02：06		B*07：05		DRB1*04：03	
A*02：07		B*40：01	B60	DRB1*04：04	
A*02：18		B*40：07		DRB1*04：05	
A*24：02	A24	B*40：02	B61	DRB1*04：10	
A*24：04		B*40：03		DRB1*08：01	DR8
A*24：07		B*40：06		DRB1*08：02	
A*24：08		B*40：50		DRB1*08：03	
A*24：20		B*15：02	B75	DRB1*08：09	
A*24：25		B*15：11		DRB1*08：23	
A*26：01	A26			DRB1*14：05	DR14
A*26：02				DRB1*14：06	
A*26：03				DRB1*14：54	

ドナーの HLA-B 抗原では血清型 61 であるが遺伝子型は 40：02 である．このように血清型と遺伝子型が異なることもあるので注意する（表 4 参照）．

(5) リンパ球使用の検査

❶ CDC-XM（LCT）：どちらも陰性

❷ FCXM：T cell-IgG 陽性，B cell-IgG 陰性

基本的には T cell は HLA Class Ⅰ，B cell は HLA Class Ⅱを反映しており，Class Ⅰ DSA の存在が疑われる．

(6) リンパ球不使用の検査：LAB Screen Single

❶クラスⅠに対する抗 HLA 抗体が出現．（　）内が nMFI 値である．

この中でドナーの HLA に一致するものがクラスⅠの B61 であり，“DSA（donor specific antibody）”となる．

❷ドナーは A24 も保有しているが，レシピエントも保有しているため DSA には該当しない．

❸“Non-DSA”という言い方（NDSA と表記することもある）をすることがあるが，これは DSA ではない抗 HLA 抗体のことである．この場合では B58 がこれに当たる．

(7) 結論

この症例は免疫学的リスクが中等度であり，移植前に脱感作療法が必要になる．第 2 章 4 を参照し，脱感作療法のメニューを組み立てる．

Q & A

Q non-HLA 抗体とは何か？

A non-HLA 抗体として，AECA（antiendothelial cell antibody），MICA，ビメンチン，アンジオテンシンⅡ型受容体（AT1R）抗体などが知られている．non-HLA 抗体陽性例が AMR を起こす報告は散見されるが，十分なエビデンスがあるとはいえず臨床的意義は現在のところ不明である[1,2]．

Q & A

Q non-DSA 抗体陽性症例は脱感作の対象になるか？

A 基本的に術前に non-DSA のみが存在する場合には脱感作療法は不要とされているが，エピトープ解析によるアミノ酸配列の研究によって non-DSA が交差反応を起こし（CREG），AMR が発生する可能性があり注意が必要である[3,4]

文 献

1）Baranwal AK et al. Front Immunol 2017；8：182.
2）Yu S et al. Ann Lab Med 2020；40：398-408.
3）Nainani N et al. Transpl Immunol 2009；20：113-7.
4）Tomosugi T et al. Front Immunol 2021；26：621138.

（大木里花子・古澤美由紀）

第2章

入院から退院まで

1 レシピエントの入院準備

POINT

◎基本的に手術日の 1 週間前に入院し，患者に応じた脱感作療法，透析療法を追加して腎移植に備える．

1. 入院

免疫抑制導入療法が必要なため基本的に移植予定日の 7 日前に入院する．血液型不適合移植，preformed DSA 陽性で移植前に血漿交換など追加の脱感作療法が必要な場合は 1 週間以上前の入院も考慮する．

2. 移植前管理

❶入院カルテ作成

①原疾患，現病歴，既往歴，家族歴，妊娠歴，輸血歴，過去の移植歴，ドナー情報，免疫学的背景，脱感作療法プロトコルなどの確認．

②検査データの確認：血算，生化学，凝固能，血液型（血液型不適合移植では抗血液型抗体の抗体価），各種感染症検査（HBs 抗原，HBs 抗体，HBc 抗体，HBe 抗体，HCV 抗体，TP 抗体，RPR 抗体，HTLV-1 抗体，HIV 高原，HIV 抗体，VZV 抗体，HSV 抗体，CMV 抗体，麻疹抗体，風疹抗体，EBV-VCA 抗体，ムンプス抗体）

③組織適合性検査の確認：レシピエント・ドナーの HLA タイプ，最新の CDC・FCXM・抗 HLA 検査結果を確認．

❷透析依頼

①透析条件（基礎体重，ダイアライザー，透析液流量，血液流量，バスキュラーアクセスの種類，抗凝固薬，注射薬など）を透析施設に確認する．

②血液透析は原則として移植日 6 日前，4 日前，1 日前の 3 回施行するが状況に応じて変更する．

③腹膜透析や PEKT 症例において，採血や画像検査で体液量や貧血，電解質の改善が必要と判断されれば入院後血液透析に移行する．バスキュラーアクセスがない場合，入院時に透析用中心静脈カテーテルを留置する．

❸脱感作療法

血液型不適合あるいは preformed DSA 陽性の移植症例ではリツキシマブ投与や DFPP を移植前に予定する．血液型不適合移植の場合，抗血液型抗体を DFPP 前後，術前，術後数日に測定し，移植前に IgG 抗体が 32 倍以下になるまで脱感作を行う（表 1）．

❹他科コンサルト依頼

特に糖尿病患者の場合，ステロイド内服で血糖値が増悪するため糖尿病内科にコンサルテーションし治療介入を依頼する．その他原疾患など専門的治療・管理が必要な場合，適宜他科コンサルテーションを行う．

❺輸血申し込み

術中の準備輸血として赤血球液製剤 6 単位と新鮮凍結血漿 12 単位を準備する．血液型不適合移植の場合，赤血球液製剤はレシピエントと同一の血液型であるが，新鮮凍結血漿は AB 型を準備することに注意する．

❻温度版，クリニカルパスの準備

当施設では温度版とクリニカルパスを使用している．

表1　脱感作療法としてリツキシマブとDFPP3回を追加したクリニカルパスの一例

イベント		検査	指示		免疫導入療法			
			尿量測定	In out バランス測定	タクロリムス	ミコフェノール酸モフェチル	メチルプレドニゾロン	バシリキシマブ
入院1日目	入院	採血，X-p				体重50 kg以上 2,000 mg/日		
入院2日目	血液透析				0.1 mg/kgで開始	体重50 kg未満 1,500 mg/日	20 mg内服	
入院3日目	リツキシマブ						20 mg内服	
入院4日目	DFPP	DFPP前後の抗血液型抗体			タクロリムス濃度測定		20 mg内服	
入院5日目	血液透析						20 mg内服	
入院6日目	DFPP	DFPP前後の抗血液型抗体					20 mg内服	
入院7日目	血液透析，DFPP	採血			タクロリムス濃度測定		20 mg内服	
入院8日目　手術日	腎移植術，術後ICU入室	採血	2時間毎 300 mL/6 h以下Dr.call	4時間毎	タクロリムス濃度測定		500 mg 術中点滴	20 mg 術中点滴
入院9日目 術後1日目	ICU退室，離床・初回歩行，飲水開始	採血，X-p，移植腎エコー	2時間毎 300 mL/6 h以下Dr.call	4時間毎	タクロリムス濃度測定		250 mg点滴	
入院10日目 術後2日目	食事開始	採血，移植腎エコー	6時間毎 300 mL/6 h以下Dr.call	6時間毎	タクロリムス濃度測定		125 mg点滴	
入院11日目 術後3日目		採血，移植腎エコー	6時間毎 300 mL/6 h以下Dr.call	6時間毎	タクロリムス濃度測定		60 mg点滴	
入院12日目 術後4日目	尿道カテーテル抜去	採血	6時間毎 300 mL/6 h以下Dr.call	6時間毎	タクロリムス濃度測定		40 mg点滴	20 mg点滴
入院13日目 術後5日目	傍膀胱窩ドレーン抜去，シャワー可	採血	12時間毎	12時間毎	タクロリムス濃度測定		20 mg内服	
入院14日目 術後6日目	退院許可	採血	12時間毎	12時間毎	タクロリムス濃度測定		16 mg内服	
入院15日目 術後7日目		採血	12時間毎	12時間毎	タクロリムス濃度測定		12 mg内服	
入院16日目 術後8日目		採血	12時間毎	12時間毎	タクロリムス濃度測定		8 mg内服	
入院17日目 術後9日目		採血	12時間毎	12時間毎	タクロリムス濃度測定		8 mg内服	
入院18日目 術後10日目		採血	12時間毎	12時間毎	タクロリムス濃度測定		8 mg内服	
入院19日目 術後11日目		採血	12時間毎	12時間毎	タクロリムス濃度測定		8 mg内服	
入院20日目 術後12日目		採血	12時間毎	12時間毎	タクロリムス濃度測定		8 mg内服	
入院21日目 術後13日目		採血	12時間毎	12時間毎	タクロリムス濃度測定		4 mg内服	

＊ミコフェノール酸モフェチルは移植後14日目に2,000 mg/日→1,500 mg/日（1,500 mg/日→1,000 mg/日）に，移植後28日目に1,500 mg/日→1,000 mg/日（1,500 mg/日→750 mg/日）に減量する．＊真菌感染（ニューモシスチス肺炎）予防のため術後10日目からスルファメトキサゾール・トリメトプリムの週3回服用を開始する．

3. 移植前日

❶血算，生化学，凝固能，タクロリムス濃度の最終確認を行う．貧血やフィブリノゲン低値があれば移植前に赤血球液製剤および新鮮凍結血漿を補充する．特に複数回の血漿交換によりフィブリノゲン 150～200 mg/dL 以下となっている場合，出血リスクが高く[1]，術中も新鮮凍結血漿の輸血を考慮する．

❷リンパ球クロスマッチの最終確認を行う．

❸血液型不適合症例では最終の血漿交換後の抗血液型抗体を確認する．抗血液型抗体のリバウンドを認めた場合は移植を延期して追加の血漿交換を考慮する．

Q & A

Q　移植管理において注意するべき薬剤は何か？

A　ACE-I/ARB は術中に低血圧を起こすリスクがあり，手術前 24 時間は投与しないことが望ましい．移植後も腎機能低下，高カリウム血症を来たすため移植腎機能が安定するまでは中止として，降圧薬は Ca ブロッカーを使用する．また，H2 ブロッカーおよびプロトンポンプ阻害薬は相互作用によりタクロリムス血中濃度が上昇するため注意が必要である．プロトンポンプ阻害薬の中でタクロリムスとの相互作用が比較的少ないとされるラベプラゾールナトリウムを使用する．免疫抑制薬としてアザチオプリンを使用する場合，アロプリノールを併用すると重度の骨髄抑制が起こるため必ず同薬を中止する．抗血小板薬と抗凝固薬に関しては原因疾患により休薬可能であれば推奨期間を休薬する．休薬できない場合は服用下で手術を行うこともある．

文　献

1）Lier H, Fries D. Transfus Med Hemaoter 2021；48(6)：366–76.

（阪野太郎・石井晃太）

1
2
3
4
5
6

2 免疫抑制薬

POINT

◎移植腎の生着率は免疫抑制薬の開発と共に向上した.
◎リスクに応じて術前から適切な免疫抑制薬の使用と，術後の至適濃度の維持，良好な内服アドヒアランスの維持がグラフトの長期生着へ繋がる.

❶導入療法

早期急性拒絶反応を予防するために強力な免疫抑制療法が行われる.

当院では生体腎移植においては，基本的に術前7日前から入院し，免疫抑制薬3薬の内服（タクロリムス，ミコフェノール酸モフェチル，メチルプレドニゾロン）を開始する.

血液型適合・不適合，DSAの有無，原疾患等によりリツキシマブ（第2章3を参照）や血漿交換を追加する.

また導入療法として，術中と術後4日目にバシリキシマブ20 mg（シムレクト®）を投与する.

❷維持療法

急性および慢性拒絶反応の予防目的に，移植腎が生着している限り永久的に投与する.
急性拒絶反応リスクの低下に合わせ，経時的に減量する.

現在，当院で主に用いられている免疫抑制薬3薬，タクロリムス（グラセプター®；TAC），ミコフェノール酸モフェチル（セルセプト®；MMF），メチルプレドニゾロン（メドロール®；MP）を軸に投与法に関して以下に記載する.

1. カルシニューリン阻害薬（CNI）（図 1）

細胞質に存在するタンパク質脱リン酸化酵素であるカルシニューリンを阻害することによって，IL-2 の産生を阻害する．

CNI にはタクロリムスとシクロスポリンがあり，タクロリムスは FK binding protein（FK 結合タンパク質）と結合し，シクロスポリンはシクロフィリンと結合し，カルシニューリンのリン酸化を抑制することにより T 細胞増殖因子である IL-2 などの産生が低下．結果的に T 細胞の活性化と増殖を抑制する．

❶副作用

①腎機能障害：輸入細動脈の収縮作用による．慢性的な CNI 毒性は尿細管間質障害や，血管内皮障害など，非可逆的な腎障害を起こす．

②高カリウム血症，③代謝性アシドーシス，④高血圧症，⑤低リン血症，低マグネシウム血症，⑥高カルシウム血症

❷食事による影響

① CNI 血中濃度↑：グレープフルーツ，ザボン，ぶんたん，はっさく，スウィーティー，だいだい，ポンカン，メロゴールド

② CNI 血中濃度↓：セントジョーンズワート（セイヨウオトギリソウ），デコポン，マンダリン

相互作用なし：温州みかん，レモン，カボス，オレンジ，ゆず，きんかん

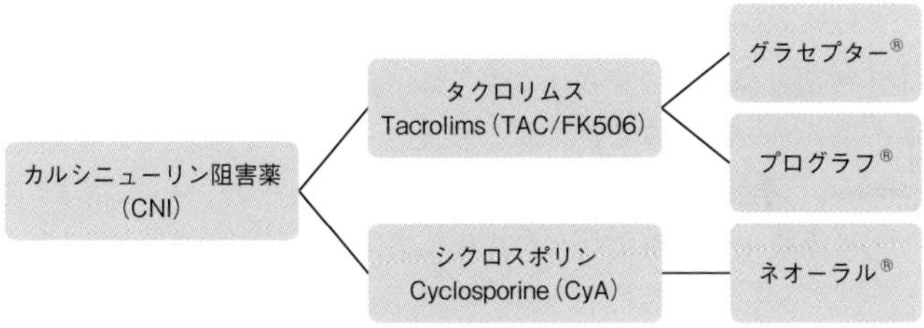

図 1　カルシニューリン阻害薬（CNI）[1)]

表1 血中濃度コントロール（当院）

	術前～術後3ヵ月以内	術後1～5年	術後5年以降
TAC（ng/mL）	6～8	5以上	3～5

ただし，各症例のリスクに合わせて調整する．

❸タクロリムス

(Tacrolimus [TAC]，商品名：グラセプター®，プログラフ®)[2)]

T細胞抑制に関与．

①肝代謝のため肝障害を呈すことがある（内服開始後の肝胆道系酵素をフォロー）．

②動悸，消化器症状，振戦，脱毛などの症状出現あり．

③高カリウム血症（特にACE・ARB阻害薬との併用により生じる）

④グラセプター®は1日1回投与のみ，プログラフ®は経口の場合は1日2回投与

⑤24時間AUCを測定する．初期投与量0.1 mg×体重kg

⑥経口投与不可時は，プログラフ注射液®を1日内服量×1/3量を24時間持続注射とする．

⑦術後1週間はトラフ値を毎日確認し，5以下であればプログラフ注射液®持続静注を内服と併用する．

❹シクロスポリン

(Cyclosporine [Cyc]，商品名：ネオラル®)

主にT細胞抑制に関与．

①1日2回経口投与する．6～8 mg/kg/day，経口投与不可時は2～3 mg/kg/day量を24時間持続注射とする．

②初期目標トラフ値は，200～300 ng/mLであるが，薬剤の性質からAUC値で投与量の決定を推奨する施設も少なくない．

③多毛症や歯肉増殖などが特有な副作用として知られている．

2. 代謝拮抗薬

❶ミコフェノール酸モフェチル
(Mycophenolate Mofetil［MMF］，商品名：セルセプト®)[3)]

ミコフェノール酸（MPA）のプロドラッグであり，体内に入ると加水分解でMPAへ変化する．MPAはT細胞およびB細胞の増殖を抑制し，抗体産生や炎症に反応した単球の動員も抑制する．

①副作用：骨髄抑制（ESA製剤抵抗性の貧血）
②アザチオプリンよりBKV，CMV，帯状疱疹の頻度が上昇する．
③初回投与量は1,000 mg/回（1日2回，体重50 kg以上．体重50 kg未満は750 mg/回）
④腎不全時は減量する必要あり．

❷ミゾリビン（Mizoribine［MZ］，商品名：ブレディニン®）

T細胞およびB細胞の分裂増殖を阻害する．副作用は少ないが免疫抑制効果も不十分であるため，導入で使用されることは少ない．

①MMFで骨髄抑制が強いときに少量で代用する（MZでも骨髄抑制は生じる！）
②BKV感染時にMMFから変更．
③高尿酸血症には注意が必要である．

3. mTOR阻害薬

❶エベロリムス（Everolimus［EVR］，商品名：サーティカン®）

哺乳類ラパマイシン標的タンパク質（mammalian target of rapamycin）を阻害し，細胞増殖周期を停止させる．

①術後のリンパ瘻および創部離解の報告が多いため周術期には使用しにくい．
②併用するCNIによってEVRの血中濃度が大きく変化する

③移植後長期経過，高齢ドナー腎臓のケースでは，腎生検結果でCNI毒性が強いと診断された際にEVRをTACと併用することがある

④移植腎生検にてIFTA（international fibrosis/tubular atrophy）を指摘された症例に対して，使用を検討することがある．

4. ステロイド

腎移植にはプレドニゾロン（PSL）とメチルプレドニゾロン（MP）が用いられる．

各種サイトカインを抑制することによるT細胞・B細胞抑制作用と抗炎症作用が期待される．

MPのほうがリンパ球抑制が強く，生着率が良好との報告もある．

❶メチルプレドニゾロン（Methyl Prednisolone［MP］，商品名：メドロール®，ソル・メドロール®）[4,5]

合併症：新規発症移植後糖尿病（NODAT・PTDM），骨粗鬆症，脂質異常症，高血圧症，消化管出血，緑内障，白内障，満月様顔貌，ざ瘡，大腿骨頭壊死，ステロイド精神病

①骨粗鬆症予防に術前の骨密度検査，整形外科受診

②原疾患に糖尿病がある，または術後発症した際は重症度によって内服量を調整する．

③コハク酸アレルギーの患者では，ソル・メドロール注射薬（メチルプレドニゾロンコハク酸エステルナトリウム）使用時にアレルギー反応を起こすため，リンデロン（ベタメタゾン吉草酸エステル）を代用する．代用する際はステロイドの力価が異なるため，薬剤師に使用量を確認する．

5. バシリキシマブ（Basiliximab［BXM］，商品名：シムレクト®）

抗 IL-2 受容体抗体／抗 CD25 モノクローナル抗体

❶拒絶反応に関与する活性化 T 細胞のみを抑制

❷術中 20 mg および術後 4 日目に 20 mg 投与

❸併用禁忌：生ワクチン

6. 免疫抑制薬 3 薬導入プロトコル（投与量）

	術前7〜1日	オペ日	POD1	POD2	POD3	POD4	POD5	POD6	POD7
TAC (mg)	0.1×BW								
MMF (mg)	2,000								
MP (mg)	20 p.o.	500 div	250 div	125 div	60 div	30 div	20 p.o.	16	12
	POD8	POD9	POD10	POD11	POD12	POD13	POD14	POD15	POD16
TAC (mg)	0.1×BW								
MMF (mg)	2,000							1,500	1,500
MP (mg)	8	8	4	4	4	4	4	4	4

MMF：術前 7 日〜術後 14 日（2,000 mg/day），術後 14〜28 日（1,500 mg/day），術後 29 日以降（1,000 mg/day），p.o.：per os，POD：post operative day（術後日）

7. 術前免疫抑制プロトコル（例）

❶ ABO 適合移植

TAC＋MMF＋MP＋BXM

❷ ABO 不適合移植

TAC＋MMF＋MP＋BXM＋RTX 200 mg（術前 2〜6 日 オペ日からなるべく間隔をあける）＋PEX or DFPP

Q & A

Q **免疫抑制薬を開始してから副作用による下痢が強い．薬剤を変更すべきか？**

A まずは便培養で感染のないことを確認し，整腸薬，半夏瀉心湯を開始．改善が認められない場合は止痢薬（タンニン酸アルブミンなど）を併用する．上記薬剤を使用しても難治性である場合は免疫抑制薬の変更を検討する．

Q & A

Q **TAC の血中濃度が安定しない．どうしたらよいか？**

A 内服開始 3～5 日で血中濃度が安定するが，患者ごとに吸収が異なるため特に移植後は変動しやすい．術後は連日の TAC 濃度トラフ値測定を行う．内服量と血中濃度に大幅な乖離がある場合は AUC 測定を行う．

8. リツキシマブ (Rituximab [RTX], 商品名：リツキサン®)

抗CD20モノクローナル抗体．血液型不適合移植においてリツキシマブの前投与は保険適用となった．脾摘よりも侵襲度が少なくB細胞除去を行えるが，副作用に注意して投与を行う．

❶概要

B細胞表面に発現する機能分子である，CD20に対するヒトマウスキメラ型モノクローナル抗体リツキシマブを移植前に投与することにより，脾摘を行うことなく抗体関連型急性拒絶反応を防ぐことを目的に使用される．

❷投与量

200 mg/回．MFI高値の症例など，拒絶反応が強く出ると予想される症例では増量を検討する．

❸投与時期

ABO不適合移植：術前2〜6日．オペ日からなるべく間隔をあける[6]．

❹副作用

①Infusion reaction（急性輸液反応）が起こりやすいため，開始1時間25 mg/h，次の1時間100 mg/h．その後，最大200 mg/hまでを目安に投与速度を調節する．

②副作用として汎血球減少（頻度不明），白血球減少（47.5%），特に好中球減少（45.8%），を生じやすい．発症は投与後4週間程度経過してからが多く，深刻な場合はG-CSF製剤の投与も行う．

※infusion reaction（投与開始後30分〜2時間より出現）のうちアナフィラキシー様症状，重度の肺障害，心障害，皮膚粘膜眼症候群，中毒性表皮壊死症などの重篤な副作用で死亡例の報告がある．

Q & A

Q　リツキシマブによる infusion reaction に対して予防策はあるか？

A　リツキシマブ投与前に，premedication（前投与）として抗ヒスタミン薬，解熱鎮痛薬，副腎皮質ステロイド薬の投与を行う．投与時は心電図，血中酸素濃度でモニタリングを行い，症状出現時は症状の程度を確認し減速して投与，または投与中止を判断する（文献[7]を参照）．

文　献

1）今井直彦．腎臓内科医のための腎移植の診かた．中外医学社，2015.
2）アステラス製薬株式会社．ダグラセプターカプセル® 添付文書，使用ガイダンス，患者向け医薬品ガイド．
3）中外製薬株式会社．セルセプトカプセル® 添付文書，患者向け医薬品ガイド．
4）ファイザー株式会社．ソル・メドロール® 添付文書．
5）ファイサー株式会社．メドロール® 錠添什文書．
6）吉田一成・小林昌宏 編．腎移植とくすり．バリュープロモーション，2020.
7）日本臨床腎移植学会．リツキサン注適正使用ガイド．

（関戸恵麗）

3 脱感作（ABO 不適合生体腎移植）

POINT

◎血液型不適合の生体腎移植では，基本的に術前に DFPP およびリツキサン®（リツキシマブ）の投与を基本とする脱感作療法が必要である．

◎臨床的には間接クームス法（IgG）で 64 倍以上を抗体価上昇と考え，術前に 32 倍以下に下げておく．

1. ABO 不適合移植について

❶赤血球表面に発現が限定されている Rh 抗原（タンパク抗原）と異なり，抗 A 抗 B 抗原（糖鎖抗原）は消化器（肝臓を除く），呼吸器，尿路に広く分布している（したがって Rh 抗原は腎移植の適合性には関係ない）．

❷ ABO 不適合例では通常の細胞性免疫反応以外に，主に移植腎の血管内皮に発現している抗 A 抗 B 抗原（基底膜，尿細管，集合管にも発現している）に対する抗原抗体反応を契機とする液性拒絶反応を起こす危険性があるため，特有の術前術後の管理が必要である．

❸ A1 型＞A2 型＞B 型の順に抗原性が強いといわれている．日本人では A2 型は 0.15％程度（白人は約 20％）．

具体的には，

①術前（時に術後）の DFPP（double filtration plasmapheresis）などによる抗体除去

②リツキサン®（リツキシマブ）の投与（200 mg div）

2. 血清中抗 A，B 抗体価

❶現在生食法（IgM），間接クームス法（IgG）の 2 種類を測定している．一般的には抗 A 抗 B のような糖鎖型抗原に対する抗原抗体反応では IgM が関与しているが，移植腎の拒絶に関しては IgG が関与している可能性もある．

❷臨床的には（当院では）間接クームス法（IgG）で 64 倍以上を抗体価上昇と考え，手術前であればオペ延期の上再度 DFPP 施行，術後であれば臨床的な拒絶反応のある場合に DFPP 施行を考えることになる．

※抗体価に関係なく，ABO 不適合移植の場合に DFPP を行うこともあるため，施設によって適宜確認が必要である．術前に抗体価は間接クームス法（IgG）で 32 倍以下に下げておく．

3. 輸血

輸血を行う場合，濃厚赤血球は自分の血液型，FFP と血小板は AB 型のものを使用する．

FFP について，ドナーと同じ血液型タイプかユニバーサルである AB 型を使うかについては，成績に差がないという報告[1]があるが，当施設では AB 型の FFP を使用している．

4. 成績

最近の TAC/MMF 併用療法での生着率は，2 年間で 95％を超えており，適合例と遜色ない成績となっている．グラフトロスになる症例は最初の 3ヵ月以内に急速に起こる．

❶具体的なプロトコル（図 1）

❷血液型不適合の移植予定が決まったら，1 週間での脱感作スケジュールを立てる．

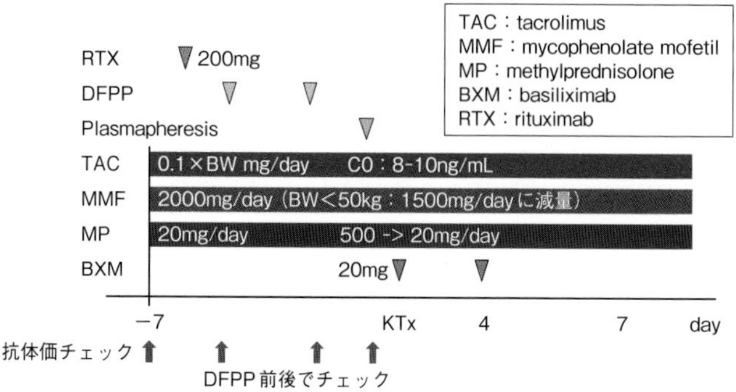

図1　具体的な血液型不適合プロトコル

❸注意事項

① HD 患者の場合，DFPP は非 HD 日に施行するほうが望ましい（DFPP も 2～3 時間ほどかかり HD と同一日だと時間がかかるため）

② DFPP 日程が決まったら置換液をオーダーする（原則アルブミン置換）．

③ DFPP を何回施行するかは抗体価を見て決めるため，入院日，DFPP の前後は必ず抗体価チェックを行う．

④手術 2 日前～前日にも必要な場合は，凝固因子補充のため DFPP ではなく当院ではあえて PE（plasmapheresis）（FFP を置換液とする）としている（不適合移植に対する PE は保険収載されていないので注意）．

- PE 単独の場合，FFP により低カルシウム血症を誘発するためカルチコールが必要（オーダー例：カルチコール 8.5% 5 mL，10～12A 静脈内投与，透析時持参）．
- FFP によるアレルギー防止のため，ポララミンの透析室持参が必要（オーダー例：ポララミン 1A 静脈内投与，透析時持参）．
- HD 患者の場合，術前日の PE は HD と同時に行うことが多いためカルチコールは不要となる.

⑤ DFPP1回までの場合，FFP補充は不要（しかし手術時の出血リスクが懸念されるため，手術前日にFFP補充をするか判断する).

⑥ DFPP/PEは連日より隔日のほうがIgG除去効率がよい(術直前は連日を選択)[2].

⑦リツキシマブのDFPPの直前投与は避ける.

文　献

1) Kim HJ et al. Lab Med 2022. Jul 4；53(4)：369-75.
2) Hanafusa N et al. Ther Apher Dial 2011；15(5)：421-31.

(大木里花子)

memo

4 抗ドナー特異抗体陽性腎移植の脱感作

POINT

◎ preformed DSA 陽性の腎移植は AMR（antibody mediated rejection）発症のリスクとなり，移植成績に影響する．

◎脱感作療法として，本邦では血漿交換，リツキシマブ投与，IVIG を単独または組み合わせた脱感作療法が推奨されている．

1. 抗ドナー抗体とは

❶輸血，妊娠，過去の移植などによって HLA に曝露されると感作され，抗 HLA 抗体が産生されることがある．ドナー由来の移植腎に発現する HLA とレシピエントの血液中に存在する抗 HLA 抗体が一致する場合，この抗体を抗ドナー抗体（DSA）という．

❷腎移植前からレシピエントの血中に存在する DSA を preformed DSA，移植後に新たに産生される DSA を dnDSA と区別しており[1,2]，preformed DSA による AMR は dnDSA による AMR と比較して腎移植後早期に発症する．

❸ preformed DSA 陽性の患者に脱感作療法なしに腎移植を行うと，AMR を高率に発症し移植腎機能不全に至るリスクが高いことはよく知られており[2,3]，移植前に脱感作療法を行うようにする．

❹ dnDSA の出現率は腎移植後 1 年で約 2〜10％程度に出現し，年 2％程度ずつ増加し，移植後 4〜5 年で 10〜40％程度まで達

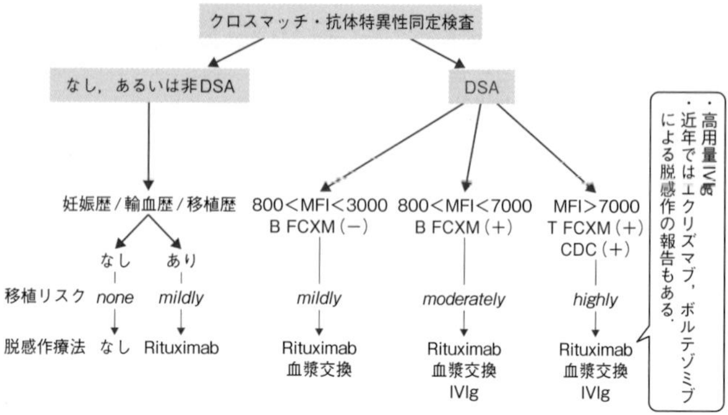

図1 免疫学的リスクによる脱感作・免疫抑制療法の選択

すると考えられており，また平均出現時期は3.8～68カ月とされる．

2. 脱感作療法

❶脱感作によりDSAの平均蛍光強度（mean fluorescence intensity：MFI）減弱が得られ，AMRの発症を抑制できる[4]が，脱感作療法を含む免疫抑制療法下においてもAMRは腎移植レシピエントの約1～10%に認められる[5]．

❷実際にはMFI値によって脱感作療法を決めており，図1のフローチャートに沿って治療スケジュールを決める．

❸ただし脱感作後にどれくらいMFIが低下したら移植可能かの目安はなく，実際の臨床でも手術直前にMFI測定はしていない．術後AMRが生じた場合の対応は第2章9を参照．

3. 実際の脱感作療法（図2）

脱感作療法として，本邦では血漿交換，リツキシマブ投与，免疫グロブリン療法（IVIG）を単独または組み合わせた脱感作療

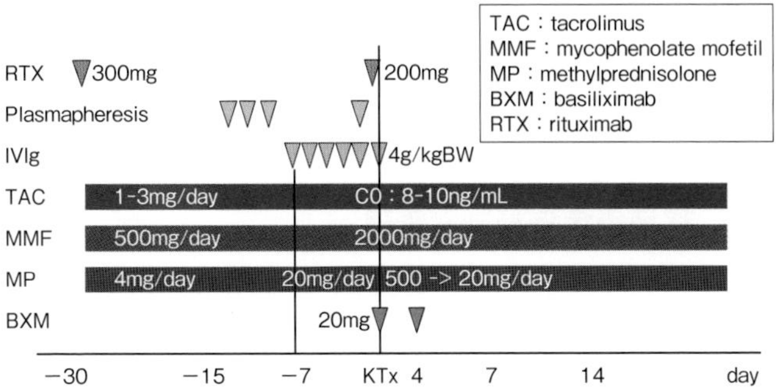

図 2　高感作患者における術前後の脱感作治療（2012 年 2 月～）

法が推奨されている．ただし，血漿交換療法の回数や種類，リツキシマブ投与量や回数，IVIG の総投与量などに関して定見はない．DSA 陽性腎移植への保険適用は二重膜濾過血漿交換法（double filtration plasmapheresis：DFPP），IVIG のみであり，リツキシマブは ABO 不適合腎移植に保険適用があるが DSA 陽性腎移植に関しては現時点で（2022 年 5 月）適用外である．

①T 細胞系の反応の抑制，②既存抗体の除去，③残存する抗体の抑制と補体活性の抑制，④抗体産生細胞あるいはその前駆細胞の除去．

【注意事項】

① IVIg 治療：2019 年 12 月「抗ドナー抗体陽性腎移植における術前脱感作」が保険収載．

② IVIg は総投与量（トータル 2～4 g/kg 投与）を 30～40 g/day で投与．術前日にも IVIg を投与が望ましい．

③単純血漿交換，リツキシマブは保険適用ではないことに留意（DFPP は保険適用）．

④リツキシマブ投与直後に DFPP を行わないようスケジュールに留意（DFPP は連日より隔日にする）．

⑤ PEKT の場合，IVIg によるオーバーボリュームの可能性あり：HD 併用を考慮する．

⑥通常ハイリスク症例の場合，オペ日より約3〜4週間前の入院となるが，HDもある患者ではスケジュールがタイトになるため効果的な脱感作スケジュールを立てる必要がある．

4. 移植後免疫抑制薬管理

❶ TAC濃度変動が大きいほどdnDSA出現率が大きくなることが知られている[6)]．

❷移植後1年以内においてTACのトラフ濃度が8 ng/mL以下の場合にdnDSA出現率が高まったという報告がある[7)]．

❸しかし免疫抑制薬は移植後永続的な内服が必要となるため，反対にTACによる腎毒性やその他の合併症が問題となってきており，TACの低用量プロトコルが注目されている．

❹ TAC低用量プロトコル（維持期TACトラフ濃度4〜6 ng/Ml）導入後の検討では7.4年のフォローアップ期間で対象患者584名のうち，dnDSA出現を164名（28.1%）に認めたが，出現群および非出現群のTACのトラフ濃度に有意差はなかった[8)]．

いずれにせよ吸収不良やノンアドヒアランスなど患者の状態に注意して服薬管理を行う必要がある．

Q & A

Q　脱感作の開始時期，脱感作後の評価法はどのようにすればよいか？

A　高感作症例に対するIVIg（2〜4 g/kg；血漿交換後），PE（2〜4回），リツキシマブ（500 mg）の併用脱感作療法を術前1ヵ月前から十分に行い，術後4.5年の経過で良好な腎機能を得ているという報告があり，本法では，脱感作療法開始時期として少なくとも1ヵ月前から行うことが望ましいと考えられる[9)]．脱感作療法の効果をHLAタイピング，CDCXM，FCXM等で術前に評価することもあるが，リツキシマブによる擬陽性反応，IVIgによる血清からの新たなHLA抗体出現等もあり正確な評価が難しい．

文　献

1）Aubert O et al. J Am Soc Nephrol；2017：28：1912-23.
2）日本移植学会．臓器移植抗体陽性診療ガイドライン 2018 年版，メディカルビュー社，2018．
3）Dunn TB et al. Am J Transplant 2011；11：2132-43.
4）Marfo K et al．Transplantation 2014；98：1082-8.
5）Chehade H, Pascual M. Transplantation 2016；100：264-5.
6）Rodrigo E et al. Transplantation 2016；100：2479-85
7）Davis S et al. Am J Transplant 2018；18：907-15.
8）Unagami K et al. Nephrol Dial Transplant 2021；36(6)：1120-9.
9）Okada D et al. Transpl Int. Apr 20 2018；doi：10.1111/tri.13269.

（大木里花子）

memo

5 周術期の内科系合併症

POINT

◎ここでは特に感染を除く，腎移植周術期特有の内科的問題点について述べる．維持期の内科的問題点については第3章2を参照されたい．

1．貧血（図1フローチャート参照）

❶移植後貧血（post transplantation anemia：PTA）は早期PTAと維持期PTAに大別され，早期PTAは移植後6カ月以内に起きる．

❷出血は最も注意すべき術後貧血の原因である．術後2ポイント以上のHb低下を認める場合は単純CTを施行し，血腫のサイズ・移植腎や尿管圧排・血腫感染の有無を評価する．バイタルサインや血液検査データを踏まえ，開腹止血術が必要か検討する．

❸TMAを疑う徴候（血小板低下，Cr上昇，LDH上昇）を認めた場合は可及的すみやかに対応を行う（第2章10参照）．

❹上記の出血やTMA以外にも，薬剤性，輸液に伴う希釈，頻回採血，腎性貧血，感染などが原因に挙げられる．

❺輸血に関しては術前を含めDSA発現のリスクとなるため最小限にする．また，出血の際に凝固因子が消費される場合は，FFP輸血を行う必要があるが使用血液型に注意する．

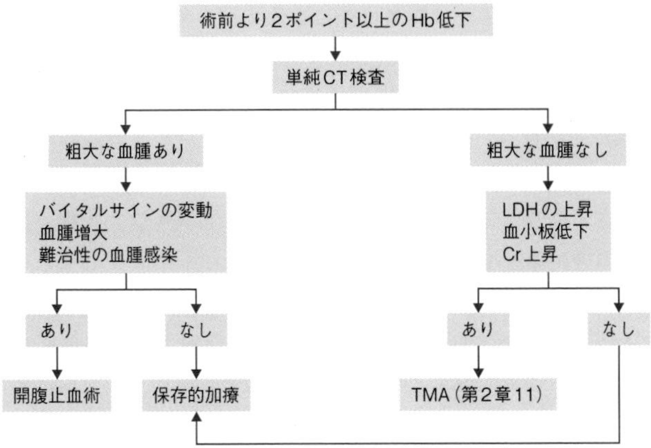

図1 「術後の貧血」鑑別フローチャート

> **サイドメモ　抗凝固薬使用中の患者について**
>
> ・術前の抗血小板薬・抗凝固薬は，継続・休薬可否については処方医に確認することが肝要である．アスピリンは周術期にも継続することが出血リスクを超える利益をもたらすと考えられるため，周術期にも継続する[1,2]．
>
> ・一方で術前のP2Y12受容体拮抗薬の休薬は望まれる（遅くとも，チカグレロル 3日前，クロピドグレル 5日前，プラスグレル 7日前）．
>
> ・抗凝固薬については，出血リスクが中等度～高度の手術を受ける場合DOACは48時間以前を最終服薬時間とすることが推奨される（ダビガトランに関してはCCrが50～79 mL/分であれば72時間以前，CCrが30～49 mL/分であれば96時間以前を最終服薬とすることが望まれる）．ワルファリンは手術前3～5日の服用中止を考慮し，ヘパリン置換を行っている[3]．

2. 高血圧

❶術後の体液貯留による影響の他，CNI，ステロイドによる薬剤性も起こりうる．一方で腎機能の改善や術後早期の体重減少で

降圧薬が不要または減量可能になる症例も多い．

❷過度の降圧は尿量低下や ATN が懸念されるが，収縮期血圧 180 mmHg 以上などの場合は術後の出血リスクの観点から治療介入を行う．術後 ICU 領域ではニカルジピン点滴静注で血圧コントロールを行うことが多い．2〜3 日目になっても血圧が高い場合は，術前に使用していた薬の再開も含めて徐々に内服の降圧薬を増量していく．

❸ ACE-I，ARB に関しては移植直後に使用した際に，急激な血圧低下をきたす可能性や sCr が上昇した場合に拒絶反応その他との鑑別に苦慮する可能性があるため，周術期の使用は控える．

❹心疾患既往を有する β 遮断薬処方症例では周術期も内服継続するようにする．

3. 耐糖能異常・糖尿病

❶腎移植患者が既往に糖尿病を有していることは多く，さらにステロイドや CNI は耐糖能に影響を与える．周術期の大量免疫抑制薬投与により血糖コントロール増悪や移植後糖尿病を発症することがあり，管理に注意を要する．

❷術前の血糖値正常な患者でも術直後の血糖値は 4 検のうえスライディングスケールで管理する．

❸原疾患糖尿病性腎症では移植後腎機能の改善に伴い血糖コントロールに難渋するケースが多いため，あらかじめ糖尿病科に併診を依頼する．

4. 消化管症状（腹痛）

❶下痢

MMF によるものが多い．投与を中止するほどのものは少ないが，時に減量，他の代謝拮抗薬（ミゾリビン）が必要となることもある．半夏瀉心湯が有効との報告もある．また，TAC の副作用としてもみられることがあり，止痢薬の使用も検討する．

❷便秘

特に移植後は消化管の機能的な停滞がみられるため，注意を要する．適宜 Xp で評価を行いつつ排便コントロールを行う．

❸腸炎

上記が否定され，かつ炎症反応の上昇などで疑う．CD toxin 測定や CMV 検査を実施する．

5. 電解質異常

❶高カリウム血症

慢性腎不全，CNI の副作用などで起こる．アシドーシスがあれば補正を行う．食事をカリウム制限食とし，それでも高いようならカリウム吸着薬の使用を検討する．

❷低カルシウム血症

慢性腎不全や FFP の輸血によるものが多い．慢性腎不全に起因する場合は CKD-MBD の治療に準じて沈降炭酸カルシウムやビタミン D 製剤で治療介入する．FFP によるものにはカルシウム補充を行う．

❸低リン血症

腎尿細管再吸収の低下によるものは移植早期によくみられるが，軽度かつ一過性であることが多い．筋力低下など症候性の場合には補正を行う．

6. 神経精神症状

❶振戦は CNI にみられる副作用であり，術後の免疫抑制薬減量とともに改善することが多い．TAC による痙攣はまれであるが，発生例は当院でもある．

❷術後の精神不安について適宜リエゾン受診をお願いするが，背

景にステロイドの使用なども関与している場合があり，注意深く観察する必要がある．

Q & A

Q　術前にARBを内服しているレシピエントがいたらいつから休薬，再開するか？

A　ARBの半減期や，中止後の降圧薬調整期間を踏まえて，入院時（術前1週間前）より中止する．難治性高血圧のようなARB中止後，血圧コントロールの難渋が予想されるケースには降圧効果の強いL型CCB（ニフェジピン®やアムロジピン®）を選び，その他のケースでは過降圧をきたしづらく，また腎保護効果も期待されるT型やN型CCB（ベニジピン®やアゼルニジピン®）を選ぶようにする[4,5]．術後のARB再開時期に明確な決まりは設けていないが，腎機能が安定したおおよそ1〜2ヵ月を目途に再開し，ARB開始後急激なCr上昇を認めた場合は腎動脈狭窄の画像的評価にて判断している．

文　献

1）Burger W et al. J Intern Med 2005；257：399-414.
2）Biondi-Zoccai GGL et al. Eur Heart J 2006；27：2667-74.
3）2020年JCSガイドラインフォーカスアップデート版　冠動脈疾患患者における抗血栓療法.
4）Abe M et al. Heart Vessels 2013；28：480-9.
5）Abe M et al. Hypertens Res 2011；34：268-73.

（別府寛子）

6 手術手技

POINT

◎どの手術にも共通することであるが，レシピエント・ドナーの情報を十二分に把握し展開をイメージしておく．手術既往のある場合，可能であれば手術記録を取り寄せておく．

◎透析歴が長ければ血管の石灰化が著明であることが多いため，CT で腸骨血管の走行および石灰化の程度を把握しておく．

◎術前血漿交換している場合は，易出血性であるので十分な止血操作と凝固因子の補充などを考慮する．

1. レシピエント：右腸骨窩生体腎移植術

❶術前

一般の開腹手術に準拠するが，中心静脈カテーテルが挿入されていない場合は全身麻酔導入後に中心静脈カテーテルを挿入する．

❷手術室での準備

①ホワイトボードに患者情報の書き出し（年齢，身長/体重，透析歴，ドナー，適合/不適合，DSA 有無，Hb/Hct，TP/ALB，リツキシマブの有無，プラスマフェレーシスの回数など）

② CT 画像を出しておく；血管の石灰化の確認を忘れずに．

③膀胱留置カテーテル（18 Fr. フォーリーカテーテル）を挿入し，膀胱洗浄を行う．膀胱洗浄時に膀胱洗浄を行い，膀胱容量の把握を行う．

④剃毛，切開ラインのマーキング

※予定切開ラインを臍の高さで傍腹直筋から恥骨上縁にかけて

逆Ｊ字に描く．若年・やせ型の場合は筋肉がはっきりしているが，肥満体型は筋肉の凹凸がわかりにくい．外側になりすぎないようにライン決めする．

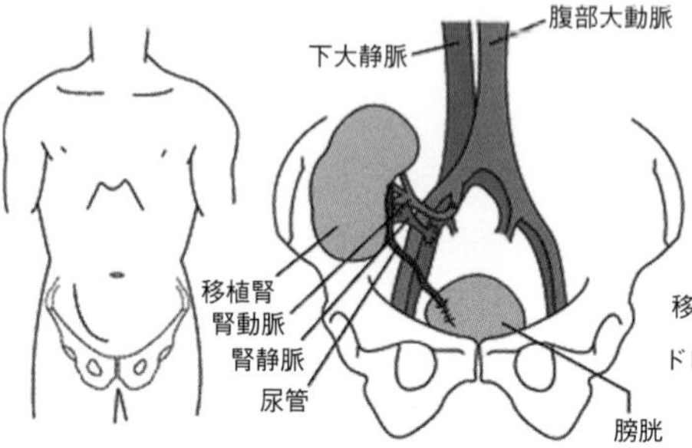

①皮膚切開　②左腎を右腸骨に移植したところ
腎動脈を内腸骨動脈に腎静脈を
外腸骨静脈に吻合している．　③手術後

❸手順

①仰臥位・両手開きの体位をとり，特に腰枕を挿入することはしない．消毒を行い，覆布を被せる．イソジンドレープで覆う．電気メス・吸引管の準備．

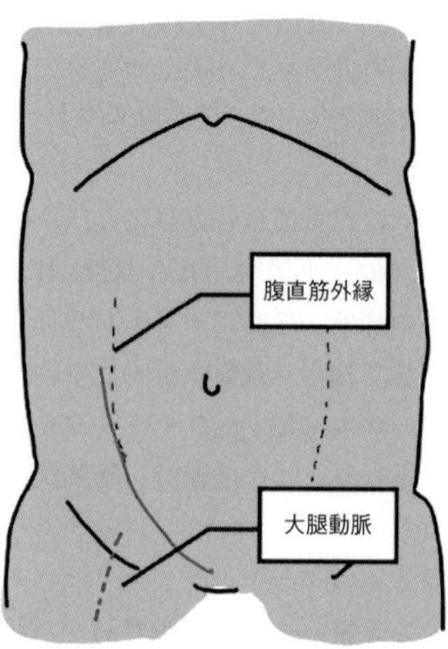

②皮切（通常の手術手技に準ずる）：皮下→浅腹筋膜切開し，外腹斜筋筋膜まで露出したら，筋膜に透けて見える外腹斜筋付着部の位置を確認して切開する．少し切開したらドベーキー鑷子を挿入して切開するラインを浮かしながらアシストするとやりやすくなる．

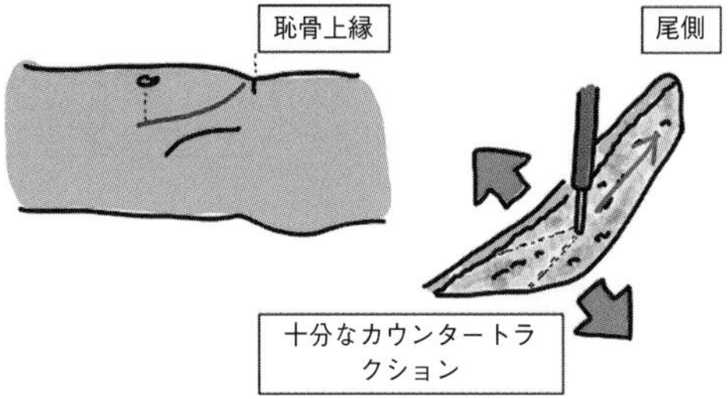

③有鉤鑷子に持ち直して腹直筋・外腹斜筋の境を術者・助手でそれぞれ把持し，電気メスで少しずつ切開する．筋肉と筋肉の window から筋膜後鞘が出てくるので，さらに切開する．すると腹膜が出てくるので，ペアンを用いて愛護的に window を広げる．ペアンで筋膜を把持し，示指もしくはツッペルを用いて腹膜と腹斜筋を鈍的に剥離し腹斜筋と腹直筋の間を頭側に切開していく．頭側方向に剥離・切開が終わったら，尾側方向に進めていく．術者・助手のお互いの示指で後腹膜を剥離しつつ示指と示指の間を切開する．途中に epigastric artery があるので，直角鉗子ですくい，腹直筋寄りに 2-0 絹糸計 4 本で（それぞれ二重に）結紮切断する．ついで恥骨上縁まで切開を進める．

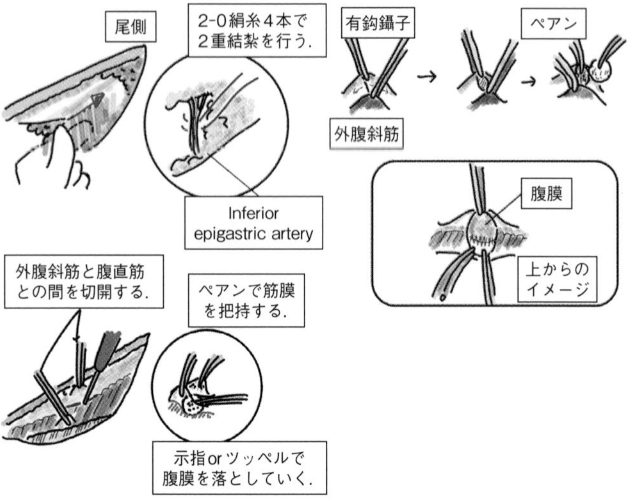

④後腹膜の展開：腹膜から脂肪を剥離するイメージで腸腰筋まで鋭的鈍的剥離を行う．線維が突っ張るところは電気メスで切開している．男性の場合は精索，女性の場合は子宮円策が出てくる（子宮円策は1号絹糸で結紮切断，精索の場合は年齢によるが，残すのなら内鼠経輪までは突っ張っている膜様構造物を電気メスで切開し十分に遊離させる．切る場合は子宮円策と同様）．ここまで来たら腸骨動静脈は容易に同定できる．

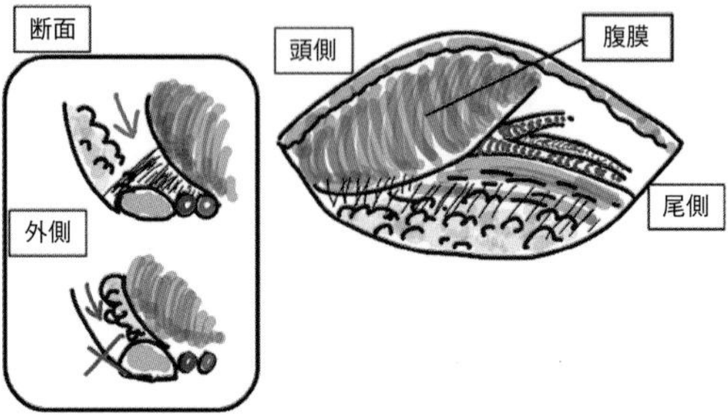

⑤開創器：Bookwalter のリングリトラクターを用いている．患者左側に支柱を立てる．三つ折りの清潔覆布でリングリトラクターが直接体に当たらないように，清潔タオルで創部を保護する．仮固定を行いながら開創器の位置決めを行う．左頭側の鈎（①）は総腸骨上を引くように，右尾側（②）は浅い鈎を用いて大腿神経麻痺が起こらないようにやや体幹外側気味に，左尾側（③）と右頭側（④）はそれぞれ対面になるように引く．

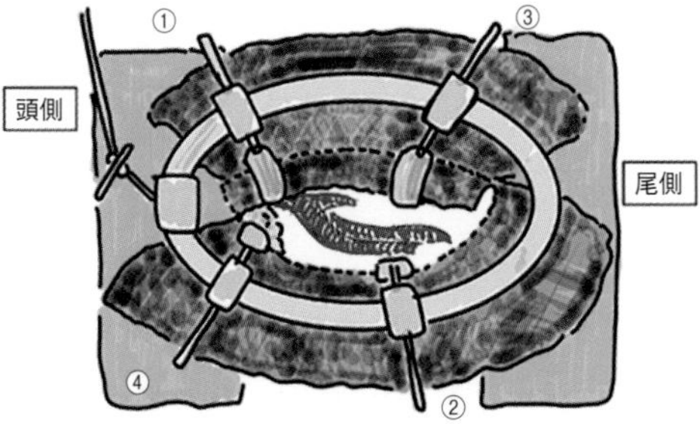

⑥血管剥離：外腸骨静脈から剥離を行う．血管を覆っている膜を把持して浮かし電気メスで少しずつ切開する．静脈との間を確認したら電気メスをヘラのように用いて鈍的に周囲組織から剥離し切開する．頭側は内腸骨・尾側は深腸骨回旋枝流入部あたりまで剥離を行う．ドベーキーで外腸骨静脈をしっかり把持し下面の剥離も行う（内腸骨静脈は切離しないが，グラフトを put-in したときに腎静脈が届かないなど，吻合に差し障りがある場合は２重結紮して切離する）．

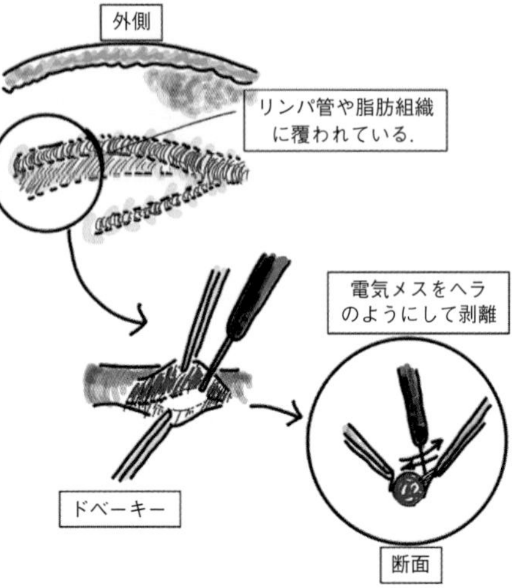

⑦内腸骨動脈を使う場合は内腸骨動脈を，外腸骨動脈を使う場合は外腸骨静脈と同様に凝固しながら剥離していく．動脈壁は静脈と同様にしっかり把持せずに外膜を把持する．内腸骨は分岐するあたりまで剥離（グラフトを put-in するまでは切離しない．切離する場合はワヨラックスを用いて貫通結紮を追加する），外腸骨動脈はブルドッグがかかるところまで剥離する．ここまでできればベッドは完成．

⑧灌流台の準備：丸形の容器にスラッシュアイスを入れ，滅菌タオルで覆う．Euro-Collins の準備も行う．

灌流台での準備

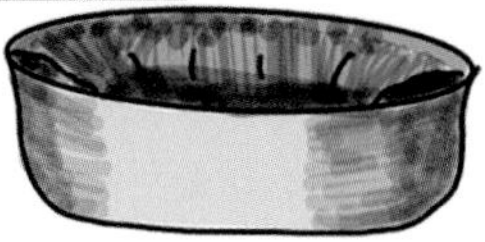

スラッシュアイスを入れ，滅菌タオルを敷き生食を入れてもらう．

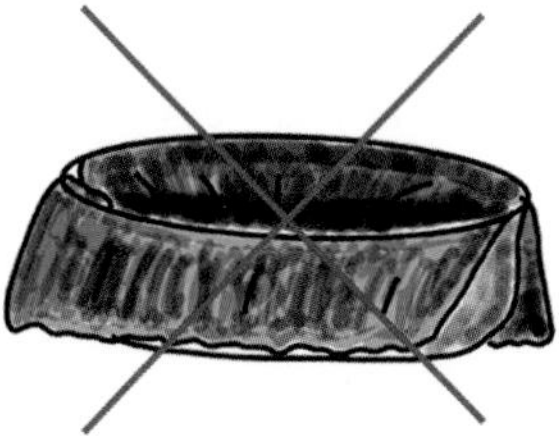

タオルは外に出すと毛細管現象で水が外に出てビショビショになる，とのことなのでタオルはカップの中に入れておく．

⑨灌流：摘出された腎の重量を測ったあと，腎動静脈のステープル部分を切離したあと灌流開始する．灌流中に腎上極内側（腎門部から離して）をメスで切開して楔状に 0 hour 生検を行い，欠損部は 4-0 maxon で連続縫合する．静脈からの灌流液がキレイになれば，いったん灌流を止める．腎門部の不要な組織を鋭的鈍的に剥離切開して血管長を確保する．静脈壁のシーリングされた stamp は 3-0 もしくは 4-0 絹糸で結紮しておく．静脈径をキャリパーで測り，最後に静脈をブルドッグでクランプし再灌流，leakage がなければガーゼで包んで手術台に移動する．

灌流台

0 hour 楔状生検は，腎門部から離れた上極で行う．

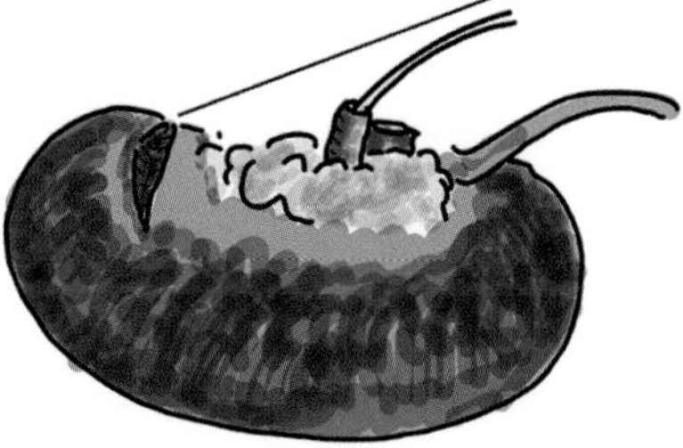

⑩血管吻合の準備：グラフトを put-in してみて，血管の位置の確認を行う．腎静脈の位置を決め，キャリパーで測った長さになるようにマーキングする．

※内腸骨動脈を用いる場合は結紮切離を行い，血管のねじれがないように腎動脈との吻合位置をマーキングする．準備ができたら血管遮断鉗子で腎静脈を遮断する．

⑪静脈をフェザーメス，もしくはスーパーメッツェンで切開し内腔をヘパリン生食で洗浄する．0 時 6 時方向に 5-0 prolene を“内→外”にかけ，それぞれの外をゴムモスキートで把持しておく．創外にグラフトを置き，助手がアシストしながら対面の腎静脈に内の 5-0 prolene を（内→外に）かける．0 時 6 時の prolene をそれぞれゴムモスキートで把持したら，グラフトを腸骨窩に put-in する．

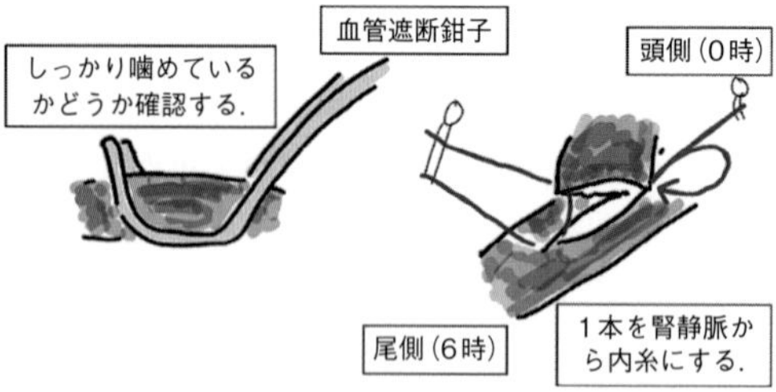

⑫静脈吻合（5-0 prolene 2 本）：グラフトを put-in したら，0 時の結紮を行う（助手で結紮）．結紮の際，術者はファロー鑷子で腎静脈を外腸骨静脈から離れないように保持しておく．5 回ほど結紮したら，1 本はゴムモスキートで把持，もう 1 本は後壁連続吻合に用いる．腎静脈から針入れを行い内糸にしたら，外腸骨静脈（内）→（外）→腎静脈（外）→（内）と縫合する．Ecke が終わったらバイトを大きめにとり，6 時方向まで連続縫合を繰り返す．最後に外腸骨静脈 6 時方向から外糸にし，もともとゴムモスキートで把持していた 2 本を結紮→うち 1 本と外糸にしたもう 1 本を再度結紮す

る．6時にある3本のうち長い1本を前壁縫合に用い，残り2本はゴムモスキートで把持しておく．0時近傍まで縫い上げたら縫い目からヘパリン生食を注入しエア抜きを行い，0時の糸と結紮を行い，静脈吻合は終わり．

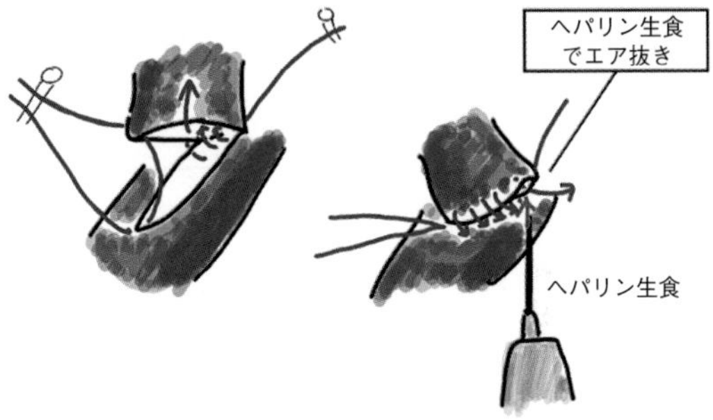

⑬動脈吻合1（内腸骨動脈；5-0 prolene 12本）：切離した内腸骨動脈と腎動脈の吻合は，ねじれのないように確認しながら行う．静脈吻合と同様に0時方向と6時方向にそれぞれ5-0 prolene両端針をかける（動脈硬化の強い血管は内膜が剝がれやすいので注意する）．まずは前壁を単結節縫合5針，真ん中（3時）→頭側上（1時）→頭側下（2時）→尾側下（5時）→尾側上（4時）（助手はナーブフックを用いるなどアシスト）．それぞれの糸の端はゴムモスキートで把持しておく．すべてかけ終わったら針を落として一度すべて結紮する．直角鉗子で6時の糸を後面から0時方向に，0時は6時方向に反転させる．後面も同様の手順で単結紮5針縫合する．

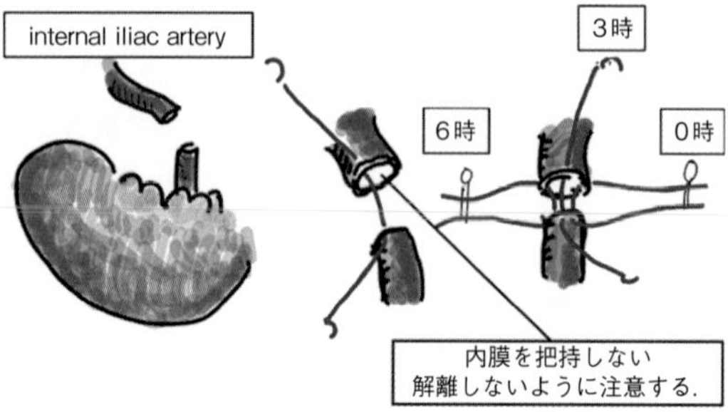

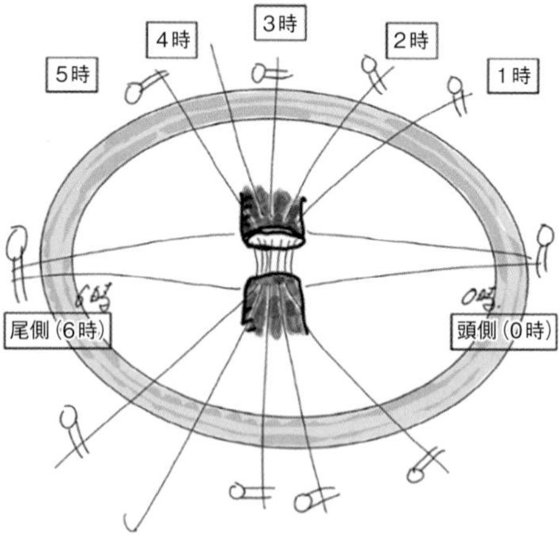

⑭動脈吻合２（外腸骨動脈；5-0 prolene 7本）：ブルドッグでクランプし腎動脈との吻合位置を確認，マーキングしフェザーメスで切開，4.5アオルタパンチで孔を形成し内腔をヘパリン生食で洗浄する．吻合は，後壁は連続縫合・前面は5針の単結紮縫合を行う．

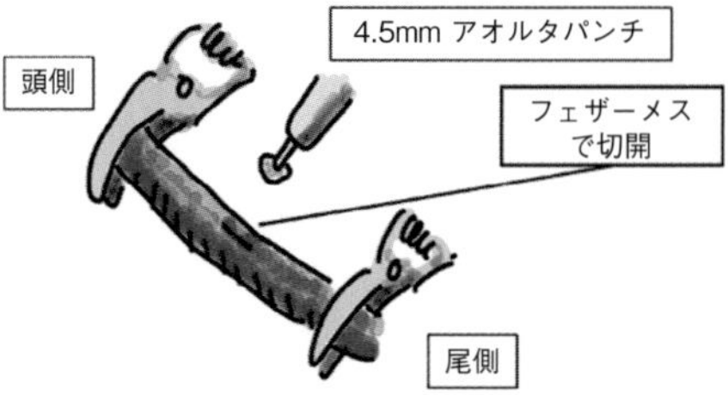

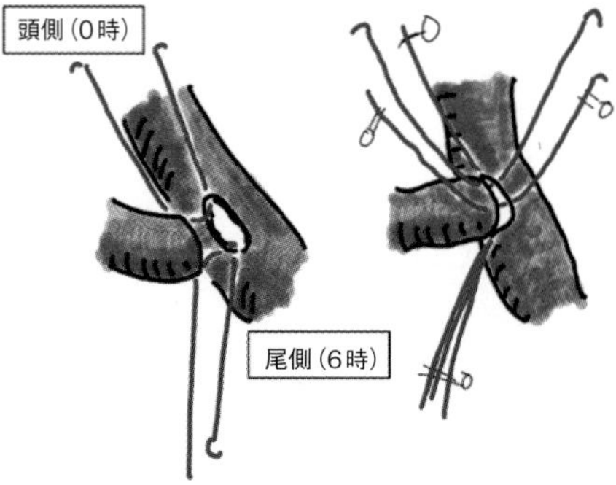

⑮ Declamp：ステロイドとシムレクトの投与を確認する．すべての吻合が終了したら，腎動静脈をそれぞれ小さいブルドッグでクランプしておき，血管遮断鉗子から外しエア抜きと出血の確認を行う．内腸骨本幹のブルドッグを外す，もしくは外腸骨末梢→中枢のブルドッグを外し動脈のエア抜きと出血の確認を行い，declamp する．グラフトの色調が赤色になり張りが出てくることを確認，温生食で温める．止血のために血管吻合部や 0 hour 生検部などにサージセルを貼付する．

⑯尿管処理：開創器の左尾側（③）の鈎を浅い鈎に変え膀胱を確認する．膀胱に注水し，膀胱を張らせる．尿管末端からだいたい 1～2 cm あたりで尿管と尿管周囲脂肪組織（栄養血管を含む）をモスキートで丁寧に分け（尿管を傷つけないように），針を落とした 4-0 maxon を通して以下末梢側の脂肪組織を結紮切離する（尿管のみにする）．尿管のねじれがな

いように注意しながら膀胱との位置を確認し，尿管に約1 cmのスリットを入れる．スリットのeckeに5-0 maxonをかける（ゴムモスキートで把持はせず，針糸ともに頭側に置いておく．濡れガーゼを上に被せるくらいにしておく）．

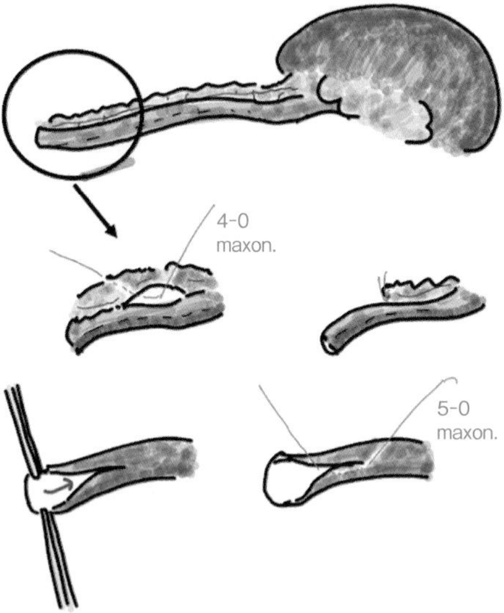

⑰膀胱処理：膀胱漿膜を電気メスで約3 cm切開する．筋層はスーパーメッツェンの先端を当て，膀胱粘膜を開けないように筋線維のみを切っていく．膀胱粘膜が徐々に膨隆していくので，続いてmarginの筋線維も同様に削いでいく．準備が整ったら膀胱内の水を抜き，粘膜が持てるくらいに張りが弱まったらファロー鑷子で粘膜を把持し尾側寄りで切開する．

⑱尿管膀胱吻合：尿管に通していた5-0 maxonの内糸を膀胱粘膜頭側に内→外とかけ，結紮する．続いて尿管末梢と膀胱粘膜尾側も5-0 maxonをかける．縫合は後面から連続縫合を行う（バイトは尿管粘膜を小さく，膀胱粘膜は厚めに針をかける）．助手は，術者が縫合しやすいように膀胱と尿管を

引き出すようにアシストをする．尾側へ向けて粘膜同士の連続縫合を行い，最後は膀胱側より筋層・漿膜ごと針を出し結紮する．

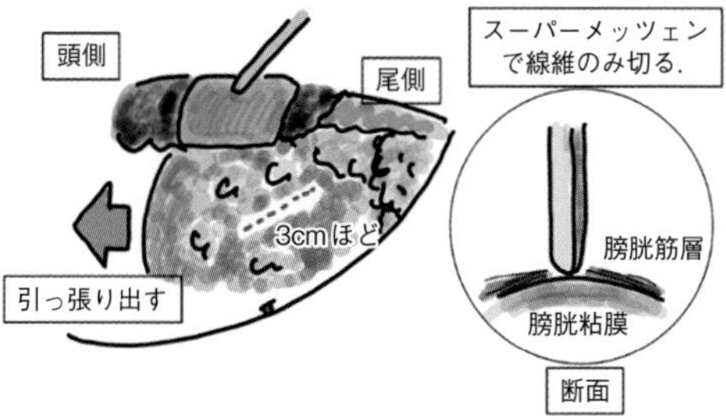

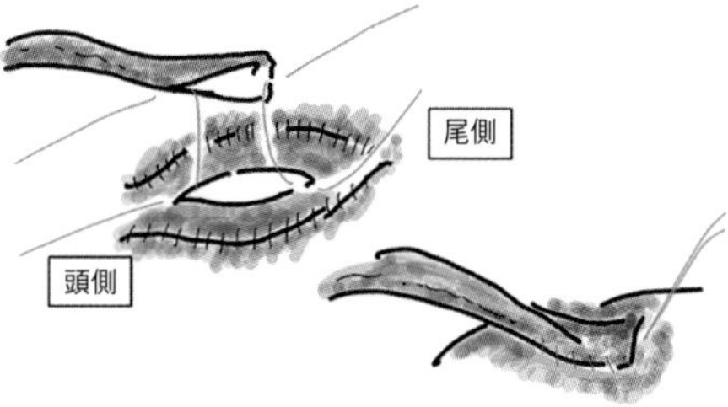

⑲漿膜縫合：粘膜縫合が終わったら，4-0 maxon で漿膜どうし単結紮縫合を行う．尿管の張りを見ながらであるが，大体 3～4 針行い，最後に直角鉗子を漿膜下に通してみて緊張がかかっていないか確認する．

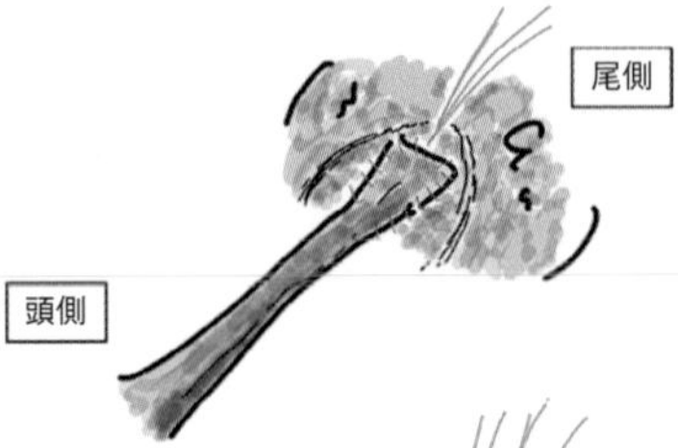

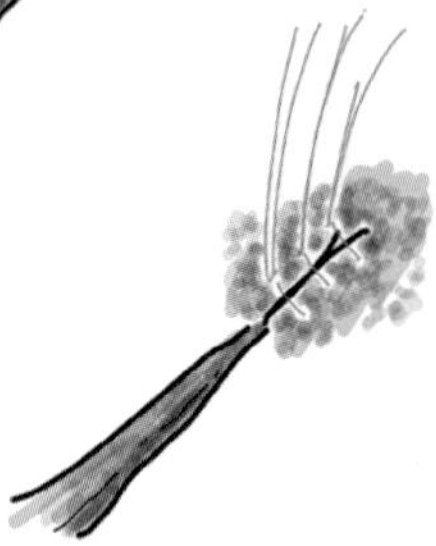

⑳ドレーン挿入・閉創：止血を確認したら，ドレーンを傍膀胱窩に挿入する．大腿動脈に突き刺さないように血管の位置を把握して挿入する．腎床部への２本目，皮下にドレーンを留置するかはその時の出血の具合や皮下脂肪の厚さで考える．閉創は通常の手技で行う．

（前之園良一）

7 周術期の輸液管理

POINT

◎移植直後は移植腎が機能し始めたばかりで尿濃縮能が未熟のため多尿となる．術後は適宜尿量を確認してインアウトバランスに留意する．

◎腎機能障害や尿量低下を認めた際は腎前性，腎性，腎後性に分別して鑑別を行う．

1. 術後の経過

生体腎移植において，移植腎の虚血再灌流によって近位尿細管障害が起こりナトリウムと水の再吸収が低下し多尿状態になる[1)]．この利尿期に十分な輸液が行われなかった場合，血管内脱水となり血圧低下をきたし急性尿細管壊死（acute tubular necrosis：ATN）が起こる．ATN は delayed graft function を引き起こし，一過性に乏尿・無尿になるため注意を要する．下記に術後管理表および当院で使用している温度版を示す．当院では温度版を作成し，入院日から退院日までのバイタル，尿量，体重などの変化が一目でわかるように管理している（図 1）．

2. 周術期の輸液（表 1）

❶移植直後

「固定速度での輸液」に加えて「追いかけ輸液」を行う．

例：固定速度の輸液として細胞外液 100 mL/h とする．直近 2 時間の尿量が 1,000 mL の場合，その間のインアウトバランスは

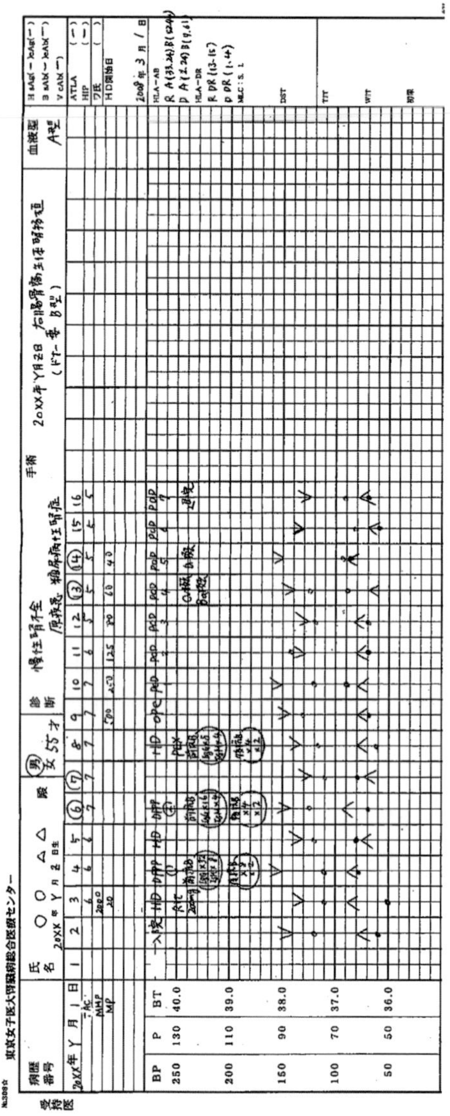
№308☆
東京女子医大腎臓病総合医療センター
受持医
病歴番号
氏名　○○△△殿
男 55才
診断　慢性腎不全
原疾患 糖尿病性腎症
手術　20XX年Y月2日 右腸骨窩生体腎移植
(ドナー 妻 B型)
血液型 A型
HBsAg(－) HBsAb(－) HBcAb(－)
HCVAb(－)
ATLA (－)
HIV (－)
ワ氏 ( )
HD開始日
2008年3月1日
HLA-AB
HLA-DR
MLC：S. I.
DST
TTT
WIT
初尿
20XX年Y月1日
BP P BT
250 130 40.0
200 110 39.0
150 90 38.0
100 70 37.0
50 50 36.0
入院 HD DFPP HD DFPP HD ope POD

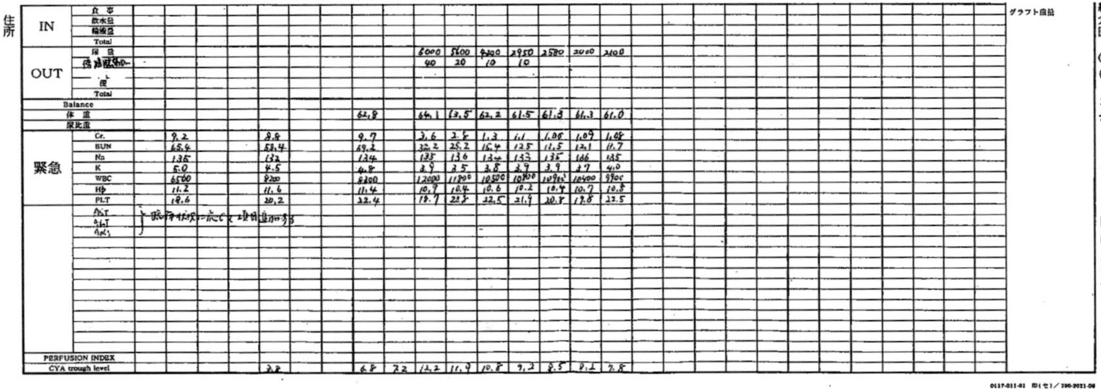

住所

IN	食事																
	飲水量																
	輸液量																
	Total																
OUT	尿量									6000	5600	4200	2950	2580	2000	2100	
	[illegible]									40	20	10	10				
	便																
	Total																
Balance																	
体重								62.8		64.1	63.5	62.2	61.5	61.3	61.3	61.0	
尿比重																	
緊急	Cr.		9.2			8.8			9.7		3.6	2.8	1.3	1.1	1.06	1.09	1.08
	BUN		65.4			58.4			69.2		32.2	25.2	15.4	12.5	11.5	12.1	11.7
	Na		135			132			134		135	136	134	133	135	136	135
	K		5.0			4.5			4.8		3.9	3.5	3.8	3.9	3.9	3.7	4.0
	WBC		6500			8200			8200		12000	11800	10500	10900	10900	10400	9900
	Hb		11.2			11.6			11.4		10.9	10.4	10.6	10.2	10.4	10.7	10.8
	PLT		18.6			20.2			22.4		18.7	23.8	22.5	21.9	20.8	19.8	22.5
	AST / ALT / Amy	臨床状況に応じて項目追加する															
PERFUSION INDEX																	
CYA trough level						3.8			6.8	7.2	12.2	11.4	10.8	9.2	8.5	8.1	7.8

グラフト阻血

紹介医 ○○透析クリニック □□先生

0117-011-01 印(セ)/300-2021-08

図1　当院で使用している温度版の一例

表1　術後の輸液，尿量測定などの目安

		輸液	尿量測定	インアウトバランス測定
手術日	腎移植術，術後ICU入室	100 mL/h＋追いかけ輸液	2時間毎 300 mL/6 h以下Dr.call	4時間毎
術後1日目	ICU退室，離床・初回歩行，飲水開始	80 mL/h	2時間毎 300 mL/6 h以下Dr.call	4時間毎
術後2日目	食事開始	60 mL/h	6時間毎 300 mL/6 h以下Dr.call	6時間毎
術後3日目		40 mL/h	6時間毎 300 mL/6 h以下Dr.call	6時間毎
術後4日目	尿道カテーテル抜去	輸液終了	6時間毎 300 mL/6 h以下Dr.call	6時間毎
術後5日目	傍膀胱窩ドレーン抜去，シャワー可		12時間毎	12時間毎
術後6日目	退院許可		12時間毎	12時間毎

−800 mL（＋200 mL−1,000 mL）である．向こう2時間で＋800 mL補液するため400 mL/hで追いかけ輸液を行う．

❷移植後1日目以降

尿量は移植後数時間〜十数時間で次第に減少してくるため，術後1日目の朝の時点で輸液量を固定速度のみとして追いかけ輸液は終了する．飲水が十分に可能であれば術後3〜4日目で輸液を終了する．

3. 周術期の血圧管理

移植腎血流を保つため平均血圧（mean arterial pressure：MAP）を80〜90 mmHg以上に維持する[2-4]．心機能低下のある患者で輸液負荷のみでは維持できない場合ドパミンなどのカテコラミンを使用する．

4. 尿道カテーテル・傍膀胱窩ドレーン管理

当施設では術後4日目に尿道カテーテルを抜去することをルーチンとしている．術中所見で組織が脆弱な場合や萎縮膀胱である場合は術後7日目を目安に抜去する．尿道カテーテル抜去後は自排尿になるが，尿意ではなく膀胱容量に応じて数時間に1回と時間を決めて排尿するよう指導する．

尿道カテーテル抜去後に傍膀胱窩ドレーン量が増えていなければ，尿道カテーテル抜去後翌日以降に傍膀胱窩ドレーンを抜去する．当施設では1日のドレーン量が50 mL以下であれば抜去としている．尿道カテーテル抜去後に傍膀胱窩ドレーン量が増量した場合尿漏が疑われるため，尿の生化学成分を調べてリンパ瘻との鑑別を行う（第2章8参照）．

5. 安静度・食事・清潔ケア

移植直後は移植した側の下肢は屈曲禁止とする．術後1日目には初回歩行を行い離床する．食事は術後2日目から開始する．清潔ケアは尿道カテーテルとドレーンが抜去されるまでは清拭として，抜去後にシャワー可とする．

6. 腎機能増悪・尿量低下の鑑別とその対応方法

❶腎前性要因

血管内脱水や出血性貧血が原因となる．特に移植後は手術侵襲によって血管透過性が亢進しており血管内から血管外に体液量がシフトする．そのため十分な輸液を行っているにも関わらず血管内にボリュームを保てない場合がある．尿量を確保するためアルブミン製剤などのコロイド製剤を投与して，利尿・腎血流確保・

腎保護目的にフロセミド，hANP，プロスタグランジン E1 などを併用する．

❷腎性要因

主な要因として ATN，拒絶反応，血栓性微小血管症（thrombotic microangiopathy：TMA），再発腎炎，腎被膜下血腫，カルシニューリン阻害薬毒性が挙げられる．血算，生化学，超音波による腎血流評価，CT 画像で原因検索を行いそれぞれに準じた治療介入を行う．

❸腎後性要因

膀胱尿管新吻合部の狭窄や尿道カテーテルの閉塞が原因となる．超音波による腎盂拡張の有無が鑑別に有用である．膀胱尿管新吻合部の狭窄が疑われる場合は逆行性に尿管ステントを留置する．高度な狭窄や尿漏を合併している場合は再吻合を考慮する．

Q & A

Q　腎機能増悪・尿量低下の初療はどのようにするか？

A　まずは移植腎超音波検査を行い移植腎盂拡張の有無や腎血流を評価する（第 2 章 1 参照）．体液量に関して体重，血圧・心拍数，心胸郭比，IVC 径，中心静脈圧などを指標に総合的に判断する．血算，生化学を調べて，貧血などの腎前性の要因が考えられる場合は輸液や輸血を行う．血管内ボリュームが十分にも関わらず血圧が低値の場合は心拍出量の低下や末梢血管抵抗の低下が疑われる．腎前性，腎後性の要因が否定的であれば腎性要因を疑う．被膜下血腫は CT 画像で比較的容易に鑑別できるが（第 2 章 11 参照），ATN，拒絶反応，TMA，再発腎炎の鑑別は困難である．TMA の診断基準（第 2 章 10 参照）やネフローゼ症候群の有無で鑑別を進めていき治療介入する．移植後間もない期間は出血のリスクが高いが，確定診断のために移植腎生検も考慮する．

文　献

1) 内田順次，中谷達也．腎と透析 2014；76（増刊号）：598-600
2) Toth M et al. Clin Transplant 1998；12(6)：511-7.
3) Campos L et al. Transplant Proc 2012；44(6)：1800-3
4) Aulakh NK et al. J Anaesthesional Clin Pharamacol 2015；31(2)：174-9.

（阪野太郎・渡口　誠）

memo

8 術後の腎機能障害

POINT

◎術後早期の Cr 上昇を見たら，拒絶反応，腎前性（脱水，腎血流不全），腎性（薬剤毒性，急性尿細管壊死），腎後性（尿漏，下部尿路機能障害）を鑑別する．

◎ドプラエコーで拡張期血流の低下，RI 上昇を認める場合は急性拒絶を念頭におき腎生検を企画し，同時に治療を開始する．

1. 脱水（体液・血圧の不適）

術後は腎機能の急激な改善によって尿量が増加する．補液が十分なされているか，インアウトバランス，毎朝体重を計測してもらい減少がないか確認する．腎エコーの際に下大静脈径と呼吸性変動を確認するのも有効である．繰り返す嘔吐や下痢など体液喪失をきたす所見がないかも確認する．また，術直後は腎血流を保つために血圧をやや高めに維持するとよい．

2. 腎血流不全

ドプラエコーで腎血流を評価する．拡張期血流の低下，RI 上昇を認める場合は急性拒絶を念頭におき対処する[1]．

また，拡張期血流低下，RI 上昇を示すもう一つの病態は腎の被膜下血腫である．被膜下に貯留した血腫により腎実質が圧排され血流低下が起きる．単純 CT で腎被膜と腎実質の間に腎周囲を取り囲むような高吸収域を認めることで診断可能である．治療は再開腹による血腫除去である.

血管吻合の手術手技に伴う吻合部狭窄，腎動脈の屈曲により機械的に閉塞している場合は血管再吻合術を検討する．また，高度の動脈硬化を有する症例では移植腎動脈の吻合不全や血管内膜の離開により腎血流低下を起こすことがあり注意が必要である.

3. 薬剤毒性，内服薬

タクロリムス，シクロスポリンなどのカルシニューリン阻害薬（CNI）の血中濃度が至適範囲を超えていないか，術前服用していた ACE-I や ARB が再開されていないか確認する．ST 合剤服用中であれば減量か中止を検討する[2)].

4. 急性尿細管壊死

献腎移植など阻血時間が長かった場合に生じうる．十分な輸液を行い，CNI など腎毒性を有する薬剤の血中濃度が高くならないよう管理し経過観察する[2)].

5. 尿漏，下部尿路機能障害

単純 CT で膀胱周囲液体貯留またはエコーでエコーフリースペースを認める場合，膀胱尿管吻合不全による尿漏を疑う．体腔内尿貯留により Cr 減少速度が緩徐になり，再上昇する．ドレーン貯留液の Cr，BUN，電解質（Na/K/Cl）値は血性か尿性かの判断の一助となる.

当科では尿道カテーテル抜去後にドレーンを抜去しており，各々の排液量の推移とチューブのつまり・ねじれがないかを評価することも重要である．尿道カテーテル抜去後であれば再留置，または移植腎 DJ ステントを留置して経過観察し，改善がなければ膀胱尿管再吻合を検討する.

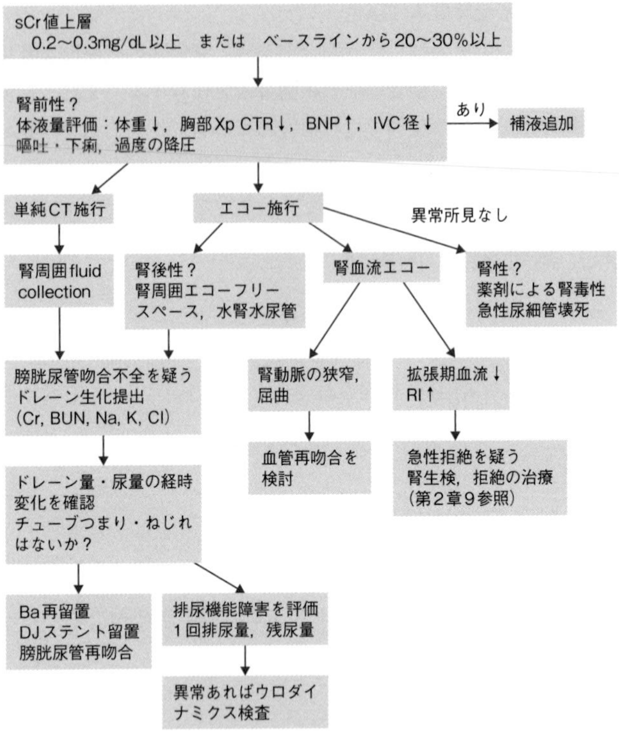

図1　急性期Cr上昇対応フローチャート

下部尿路機能評価においては1回排尿量，残尿量を評価し，下部尿路機能に異常がないか確認する．異常があればウロダイナミクス検査で精査を行う．長期透析症例では高度萎縮膀胱を認めることがあり間欠自己導尿を要する場合もある[1,3]．

上記1～5をふまえた実際の対応方法は，**図1急性期Cr上昇対応フローチャート**を参照．

文　献

1）高橋公太．腎移植のすべて．p384-6，メジカルビュー社，2009.
2）西　慎一．腎移植コンサルタント．p56-60，金芳堂，2016.
3）徳本直彦．腎代替療法のすべて．腎と透析 2022；92：655-9.

（林　千裕）

memo

9 急性拒絶反応の診断と治療

POINT

◎拒絶反応は，臨床的には発症時期と発症機序により分類される．
◎発症時期により超急性拒絶反応（〜24時間），促進型急性拒絶反応（〜1週間），急性拒絶反応（〜3ヵ月）の3つに分類される（表1）．
◎発症機序により細胞性拒絶反応，抗体関連型拒絶反応の2つに分類され，中でも後者による抗ドナー抗体（DSA）産生細胞のコントロールが治療の鍵となる．
◎Cr上昇を見たらドプラエコーを施行．RI上昇など特徴的所見があれば，拒絶を強く疑う．
◎免疫抑制薬の血中濃度を確認し，ステロイドパルス，血漿交換，リツキシマブ投与，免疫グロブリン大量療法などの治療を行う．

1．発症時期による分類

❶術直後〜1週間以内に

血流再開直後〜1週間以内に起こる拒絶反応を超急性拒絶反応（〜24時間以内），促進型急性拒絶反応（24時間以降〜）と表現する．発症機序は抗体関連型拒絶反応が主体であり，頻回の輸血，妊娠，過去の移植によって産生された抗ドナーHLA抗体（前感作抗体）や血液型不適合移植における血液型抗体が原因と考えられている．

血流再開とともに前感作抗体が移植腎の血管内皮細胞に存在す

表1　拒絶反応の分類と特徴[2]

拒絶反応の分類	発症時期	臨床所見	発症原因
超急性拒絶反応	血流再開直後～24 時間以内	発熱，急激な無尿，補体・血小板減少	前感作抗体＝抗体関連型
促進型急性拒絶反応	24 時間以降～1 週間以内		
急性拒絶反応	1 週間以降～3ヵ月	発熱・倦怠感・尿量減少，Cr 上昇，移植腎腫大・圧痛・血流減少，タンパク尿，肉眼的/顕微鏡的血尿	感作 T リンパ球，抗体補体系の血管内皮障害＝細胞性，抗体関連型

る HLA 抗原と結合し，補体活性化が惹起され，血管内皮障害が起こる．これにより凝固因子，血小板が活性化され，血管内凝固が惹起される．同時に好中球が局所に遊走し，内皮に接着してサイトカインの産生や局所浸潤を介し内皮障害を促進する．その結果，血管内凝固が進行し，移植腎の梗塞・壊死に至る．肉眼的にはいわゆる blue kidney と言われ，血流再開直後のピンク色の緊張した状態から，青黒くやわらかく腫大した腎となる．移植前リンパ球交差試験によって前感作抗体を認める場合はこの拒絶反応の出現が予測されるため，一般的には移植は施行されない．

術前 PRA 検査において DSA（donor specific anti-HLA antigen）陽性である場合，術前に脱感作を行うことにより成績が向上しつつあるが，DSA 陰性の場合でも，術前 PRA 検査の時点では循環している抗体量が少なく検知できなかった可能性や，二次移植であれば，DSA が一次グラフトに吸着されて検出できなかった等の可能性がある[1,2]．

❷ 1 週間～3ヵ月後

移植 1 週間～3ヵ月後に起きるものを急性拒絶反応と呼ぶ．発症機序は細胞性が主体と考えられるが，抗体関連型も関与する場合がある．

細胞性機序：ドナーの同種抗原をレシピエント T 細胞が直接

認識して活性化し，移植腎のドナー MHC class Ⅰ抗原を標的に傷害を起こす．MHC class Ⅰ抗原はすべての有核細胞に発現されているが，特に尿細管，血管内皮が傷害される．近年では T 細胞の分化を抑制するカルシニューリン阻害薬の使用により制御可能となってきている．

抗体関連型機序：CD4 細胞の活性化，B 細胞の活性化により，ドナー MHC class Ⅰ抗原に対する特異抗体が産生される．特異抗体が移植腎血管内皮上の MHC class Ⅰ抗原に結合し，血管内皮が傷害される．MHC class Ⅰ抗原以外にも class Ⅱ抗原，MHC 抗原以外の抗原に対する抗体の関与も推定されている．傍尿細管毛細血管（PTC）および糸球体毛細血管係蹄への好中球を主体とした細胞浸潤が特徴的である．

急性拒絶反応と BKV 腎症の臨床症状は類似しており鑑別のために腎生検を行い，治療方針を立てる必要がある[2)]．

2. 臨床所見

急性拒絶反応の症状は尿量減少，発熱，移植腎の腫大・圧痛などである．

高血圧，体重増加，全身倦怠感，肉眼的/顕微鏡的血尿を呈することもある．

3. 検査所見

❶ Cr 値上昇（0.2〜0.3 mg/dL/day 以上またはベースラインから 20〜30%以上），BUN 上昇

強力な免疫抑制薬の導入によって上記のような典型的な身体症状が出現することは少なく，Cr 値が上昇するあらゆる状態で急性拒絶反応を疑う必要がある．

❷ LDH の上昇，血小板の減少，D ダイマー上昇

血管内微小血栓形成や溶血を示唆する所見を確認．術前クロスマッチやSAB検査を再確認し，免疫学的高リスク症例では特にLDH上昇，血小板減少があればaHUSを疑う．TMAの可能性があり，鑑別を行っていく（第2章10参照）．

❸ドプラエコー

拡張期血流の低下，RI indexの上昇，腎内血流不均等，全体的なflowの低下，Peak flowの先鋭化など．

❹移植腎生検

拒絶反応の確定診断．組織所見より発症機序の推定（第3章10参照）．

❺免疫学的検査

免疫学的ハイリスク症例の場合は抗血液型抗体ならびに抗HLA抗体の抗体価の上昇がないか，再度リンパ球交差試験などを施行することもある．

❻核医学検査（^{99m}Tc-DTPAまたは^{99m}Tc-MAG3による腎動態シンチグラム）

放射性同位体取り込み低下，有効腎血漿流量（ERPF）の低下，排泄遅延を認める．現在は補助診断としての立ち位置であるがERPFを算出できるメリットがある．

4. 治療

治療開始時点では腎生検の結果がわからないことが多い．尿量低下やドプラ血流低下などの著明な症状をきたす急性拒絶反応の場合，抗体関連型拒絶であることが多い．また現在，T細胞関連拒絶に関してはカルシニューリン阻害薬でほぼ制御可能となっていることからも，抗体関連型拒絶を念頭に置きながら治療を追加する[1,3,4]．

❶免疫抑制薬の血中濃度が至適範囲内に保たれているか確認する．

❷保険適用内の治療

ステロイドパルスを行う．施設により様々なプロトコルがあるが，一般的にはメチルプレドニゾロン（mPSL）500 mg を 2〜3 日間点滴静注しその後漸減，経口で 20 mg を 3〜4 週間維持し，拒絶発生前の維持量まで戻す．臨床症状や組織所見の程度によって使用量を減じたステロイドハーフパルス（mPSL250 mg）を行うこともある．ステロイドの作用機序は IL-2 産生抑制による T 細胞増殖抑制である．

また血漿交換（PE または DFPP）により既存抗体の除去を行う．ただし抗体の産生を抑制することはできないため，以下のような治療の追加も検討する．

❸保険適用外の治療

リツキシマブ投与により，抗ドナー抗体の産生に関わる CD20 陽性 B 細胞の抑制を狙う．

免疫グロブリン大量療法（IVIG）も施行を検討するが，作用機序は明らかでない．

文　献

1）Kidney Disease：Improving Global Outcomes（KDIGO）Transplant Work Group. KDIGO clinical practice guideline for the care of kidney transplant recipients. Am J Transplant 2009；9 Suppl 3：S1-S155.
2）高橋公太．腎移植のすべて．p242-53，メジカルビュー社，2009.
3）西　慎一．腎移植コンサルタント．p46-55，金芳堂，2016.
4）渕之上昌平．腎代替療法のすべて．腎と透析 2022；92：679-83.

（林　千裕）

10 腎移植後二次性 TMA と aHUS

POINT

◎腎移植後の二次性血栓性微小血管障害症（thrombotic microangiopathy：TMA）および非典型溶血性尿毒症症候群（atypical hemolytic uremic syndrome：aHUS）は予後不良の病態である.

◎経過は急激かつ深刻であることが多いため，適切な原因検索とすみやかな対処が必要である.

1. TMA/aHUS の本邦での定義

血栓性微小血管障害症（thrombotic microangiopathy：TMA）は微小血管症性溶血性貧血，消費性血小板減少，微小血管内血小板血栓による臓器機能障害を三主徴とする病態である．2015 年の本邦診療ガイドの診断基準では，補体の活性化が直接関与するものを aHUS とし，二次性 TMA（感染症，薬剤性，妊娠関連，自己免疫疾患・膠原病関連，骨髄移植・臓器移植関連の TMA，代謝性疾患）と区別している（図 1）．aHUS の診断基準を表 1 に示す.

なお，aHUS 患者の 30～50％は既知の遺伝子変異がみられず[2-4]，遺伝子変異がなくても aHUS は否定できないことや，二

2015年 本邦診療ガイド	STEC-HUS	TTP	aHUS	二次性TMA（その他のTMA）
			補体関連HUS	代謝関連 薬剤 感染 妊娠 疾患 移植

図 1　本邦における TMA の定義[1]

表 1　aHUS の診断基準[1)]

●以下の三主徴
　溶血性貧血：Hb 10 g/dL 未満，血清 LDH 上昇，血清ハプトグロピン著減，破砕赤血球の存在
　血小板減少：Plt 15 万/μL 未満
　急性腎障害：小児例では sCr 基準値 1.5 倍，成人例では AKI 診断基準に準じる
●志賀毒素陰性（志賀毒素による HUS は否定）
● ADAMTS13 正常（血栓性血小板減少性紫斑病は否定）
・先天性の補体関連遺伝子異常
・後天性の抗 CFH 抗体陽性
・二次性 TMA が否定的で既知原因遺伝子異常が認められない

次性 TMA の一部には補体経路の異常活性化が関与することから，両者の鑑別が難しい場合がある．

2. 原因

腎移植後の二次性 TMA の原因としては，①抗体関連型拒絶反応，②薬剤性（カルシニューリン阻害薬，mTOR 阻害薬その他），③ウイルス感染（HCV，CMV，BKV，パルボウイルス，インフルエンザウイルスなど），④補体カスケードの遺伝子異常，⑤ C3 腎症から aHUS への表現型シフト，⑥診断がされていなかった再発性 aHUS 等が挙げられるが，主因は①と②である．なお，ABO 不適合移植は腎移植後 TMA 発症のリスクとして考えられており[5)]，特に ABO 抗体価が高い際の移植後に後述するような臨床症状や採血データが得られたときは TMA 発症を疑い診療にあたる必要がある．

3. 実臨床での診断～治療の流れ

腎移植後に TMA を呈する病態については，二次性 TMA，新規発症 aHUS，再発 aHUS が混在する．多くの場合は移植直後に

急性発症，急激な進行を示すため，臨床の現場では鑑別と同時に治療を行っていく必要がある．

以下，実際に症例に遭遇した際のフローチャートを図 2 示す．

まず術中所見や術後の採血データでいち早く TMA の兆候をつかむ．その後追加検体採取や病歴聴取をしながら鑑別を進めていく．診断確定のため移植腎生検を行う場合は血小板数低下による出血リスクや全身状態に十分に注意する．当院では治療により血小板数 5 万以上に回復かつ移植後 1 週間以上経過した後に行うようにしている．治療および全身状態の改善を優先させ，最小限の穿刺回数で行うなど侵襲が少なくなるように努める．

二次性 TMA の治療の基本は病因のコントロールである．CNI や抗体関連型拒絶が主因となるため，CNI 血中濃度の至適化を図りつつ，血漿交換・ステロイドパルス治療等を検討する．ウイ

術中：血流再開後の腎臓の張りが弱い，腎臓の血色が悪い
術後：採血データ（Plt↓，LDH↑，Hb↓），尿量低下，エコーで血流途絶

↓

鑑別と診断

TMA の診断：移植腎生検（治療を優先するケースが多い / 出血リスクに注意）
　　　　　　破砕赤血球有無，ハプトグロビン低下の有無
二次性 TMA の鑑別：CNI 血中濃度測定
　　　　　　抗体関連型拒絶反応の有無（起こしやすい背景因子はあるか？）
　　　　　　ウイルス感染の有無
aHUS 類似疾患除外：ADMATS13 活性，ADAMTS13 抗体（TTP 鑑別）
　　　　　　食事歴・便培養・志賀毒素・O157LPS 抗体（STEC-HUS 鑑別）
補体機能検査：C3, C4, CH50（※aHUS の 35～50% で C3 低値あり）
aHUS 再発の評価：原疾患の再確認，TMA の家族歴

↓

治療

二次性 TMA の原因治療：抗体関連型拒絶に対する治療（血漿交換，ステロイドパルスなど）
　　　　　　CNI 血中濃度の至適化
　　　　　　感染症の治療
aHUS としての治療※：aHUS 類似疾患，二次性 TMA 除外後血漿交換あるいはエクリズマブ

図 2　実際に症例に遭遇した際のフローチャート

aHUS 疑い症例については非典型尿毒症症候群遺伝子検査が可能な専門医療機関との連携を検討する．ただし，遺伝子変異がなくても aHUS を否定はできない．

ルス感染症も鑑別に挙げ，あれば治療する．

TTP，STEC-HUS が否定され，二次性 TAM に対する治療に反応せず病態が悪化する場合は aHUS を疑い，血漿交換療法あるいは抗 C5 モノクロナール抗体であるエクリズマブ投与を行

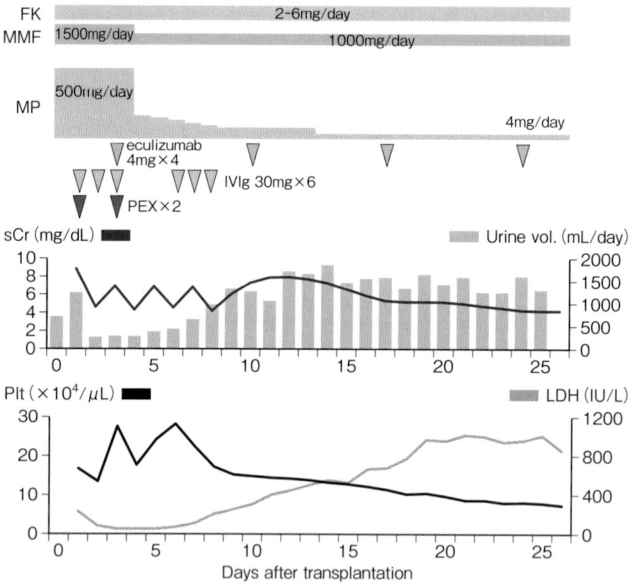

図3　当院でエクリズマブ投与が奏効した一例

20代女性．原疾患ループス腎炎による末期腎不全に対して DSA 陰性血液型不適合生体腎移植施行．術後24時間以内に尿量が減少し始め，移植後1日目に血小板数の低下と破砕赤血球の低下を認め TMA と診断．TAC トラフは適正で，ウイルス感染（BKV，CMV，インフルエンザ），aHUS 類似疾患は各種検査より否定．抗体関連型拒絶も考慮しメチルプレドニゾロンパルス，IVIg，血漿交換を行いつつ，新規発症の aHUS を疑い3日目，10日目，17日目，24日目にエクリズマブ 900 mg を投与し，その後臨床検査値は徐々に改善．予防投与としてシプロフロキサシン 600 mg は連日継続した．血液透析は10日目に中止した．26日目に sCr 値 4.16 mg/dL で退院，38日目にエクリズマブ 900 mg を投与し，その後45日目，59日目，73日目に 1,200 mg を隔週で投与した．移植後8カ月目の sCr 値は 1.32 mg/dL でタンパク尿は認められなかった．

う．aHUS と二次性 TMA の鑑別は時に困難であるため，補体関連補助検査や遺伝学的検査の結果や治療への反応性に応じて，診断が妥当かを常に検討するようにする．血小板輸血については病態を悪化させる可能性があるため，原則として避ける．

※エクリズマブ投与について

腎移植後の aHUS の再発および新規の aHUS の治療に用いる．エクリズマブは高価な薬剤であり，使用時には入念な準備を必要とする．当院では非典型溶血性尿毒症症候群遺伝子検査専門機関と連携して行うようにしている．なお，エクリズマブを使用する際，終末補体活性化阻害により髄膜炎菌および莢膜を有する微生物による感染症発症のリスクが上昇するとされる[6)]．4 価髄膜炎菌ワクチン（メナクトラ®）は，抗 C5 抗体薬の投与対象者に保険適用があり，接種を行う．一般的に接種後，抗体価が上昇するまでに 2 週間程度かかるため，その間はシプロフロキサシンなど抗菌薬を予防的に投与する．

導入期についてはエクリズマブ 900 mg を 7 日ごとに投与するが，経過に応じて維持療法は行わず治療を中止する場合もある．当院でエクリズマブ投与が奏効した一例を**図 3** に提示する．詳しくは原著を参照されたい[7)]．

文　献

1）非典型溶血性尿毒症症候群（aHUS）診療ガイド 2015．日腎会誌．2016；58：62-75．
2）Noris M. Clin J Am Soc Nephrol. 2010；5：18-59.
3）Fremeaux-Bacchi V. Clin J Am Soc Nephrol 2013；8(4)：554-62.
4）Loirat C et al. Pediatr Nephrol. 2016；31(1)：15-39.
5）Tasaki M et al. Int J Urol 2019；26, 1128-37.
6）Rathbone J et al. BMJ Open 2013；3：e003573.
7）Ikeda T et al. Nephrology 2016；Jul；21 Suppl 1：35-40.

（別府寛子）

1
2
3
4
5
6

11 術後合併症（血腫・リンパ瘻・尿漏）

POINT

◎よく認められる術後合併症として，血腫，リンパ瘻，尿漏があり，画像検査や採血検査，ドレーン生化等の検査を総合して再手術および保存的加療の方針を考慮する.

1. 術後血腫

❶術後当日～翌日の US・Hb で診断し，CT を追加する.
❷移植腎血流低下・腎盂尿管狭窄や貧血に伴う全身状態の悪化があれば，すみやかに再手術を判断する.
❸腎被膜下血腫では術後 US 拡張期における移植腎血流の低下・途絶時に AMR との鑑別が必要となる.

腎移植患者は手術前よりシャント血流維持や心血管系，あるいは脳血管系合併症のために抗凝固薬や抗血小板薬を内服していることが多く，術後の血栓形成や肺梗塞予防でヘパリンが投与される（当院はヘパリン投与なし）ため，術中は止血確認できていても術後に後出血を認めることがある．後出血が疑われれば，ただちに Hb 測定と US を行う．後出血が自然に止血し血腫増大がなければ，血腫の自然吸収を期待して経過観察とする．しかし，血腫増大により腎血流低下あるいは腎後性腎不全を合併すればすみやかに再手術を判断する.

腎被膜下血腫では移植腎 US 所見で拡張期における移植腎血流の低下・途絶を認めた際には，抗体関連型拒絶反応と後出血との

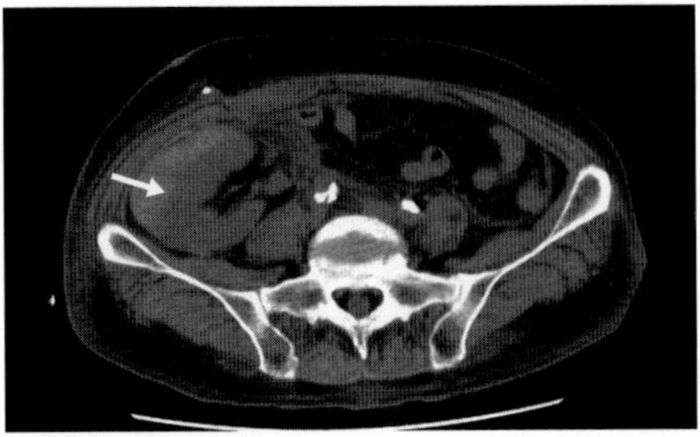

図1　被膜下血腫 CT
白矢印：被膜下血腫

鑑別が必要になる．いずれのUS所見もともに酷似している．腹部単純CTを追加し精査する（図1）．

2. リンパ瘻・尿漏

❶リンパ瘻は術後当日～7日．尿漏（尿管膀胱の吻合不全）は1週間以内，尿管の虚血/壊死は術後2週間以内．
❷US・ドレーン量で診断し，CTを追加する．
❸リンパ瘻と尿漏の鑑別のため，ドレーン廃液のCrを測定する．
❹移植腎血流の低下・腎盂尿管狭窄や貧血に伴う全身状態悪化があれば，すみやかに再手術を判断する．

無症候性リンパ瘻は経過観察となる．ドレーン排液量が50 mL/day以下となったらドレーンを抜去する．一方，症候性すなわち腹部膨満感等を認める場合や移植腎水腎水尿管や腎機能障害を示す際には外科的治療が必要となる．感染を伴う症例は経皮的ドレナージを行い，非感染性であれば腹腔鏡下リンパ嚢種回窓術の施行やリンパ管造影の施行を考慮する．

尿漏の原因は①移植腎尿管膀胱吻合不全，②移植腎尿管の虚血・壊死とされている．①は術後早期にドレーン排液増加として認められる．画像診断に加え，リンパ瘻との鑑別にはドレーン排液中の Cr 測定が有用である（ドレーン中 Cr が高値であれば尿瘻を疑う）．治療は移植腎尿管膀胱新吻合＋尿管ステント留置術をすみやかに行う．移植腎腎瘻は移植腎の最終的な救済措置としている．②腎尿管の末梢は解剖学的に虚血になりやすく，ドナー腎採取および移植腎尿管膀胱吻合術を経ることで虚血に陥る．虚血から組織壊死に変化するため腎移植後数日経過してからドレーン排液の増加という形で出現する．診断・治療は前述のとおりである．

Q & A

Q　術後 US はどのタイミングで行っているか？

A　当院での US 施行時期は術中腎移植血管吻合・尿管膀胱吻合後に行い，移植腎血流を評価し水腎・水尿管および移植腎被膜下出血を除外する．術後は術後 ICU 帰室時と POD1–3 の回診時に施行している．

（北島和樹）

memo

12 腎エコーの見方

POINT

◎普段からエコーの取り扱いに慣れておく．
◎異常な所見を把握できるように，正常な所見を十分に把握しておく．
◎周術期は拒絶のほかに吻合部の血流障害や血腫・リンパ瘻も念頭に，また再現性を確保するためにはできれば同じ人で行うこともポイントとなる．

1. 移植腎エコーのポイント

移植腎の状態（腎の大きさや腎盂拡張の有無など），腎周囲の液体の溜まりの有無（リンパ漏，術後出血，尿漏，移植腎生検後であれば血腫の有無）などの形態把握に加え，移植後の評価項目として腎血流評価（急性拒絶反応，CNI の毒性，塞栓症，動脈狭窄，生検後動静脈瘻の有無など）を行う．

大きなポイントは上記の 3 つであるが，腎移植後は急性拒絶反応の診断に対して用いられることが多い．

エコーの原理については成書へ譲ることにし，ここでは術後の管理においてポイントとなる点について述べる．

2. 通常の波形（図 1）

異常な波形を判断するためには通常の移植腎の波形を把握しておくことが肝要である．Peak systolic velocity（PSV）が高く，end diastolic velocity（EDV）も高い．Peak flow から end dia-

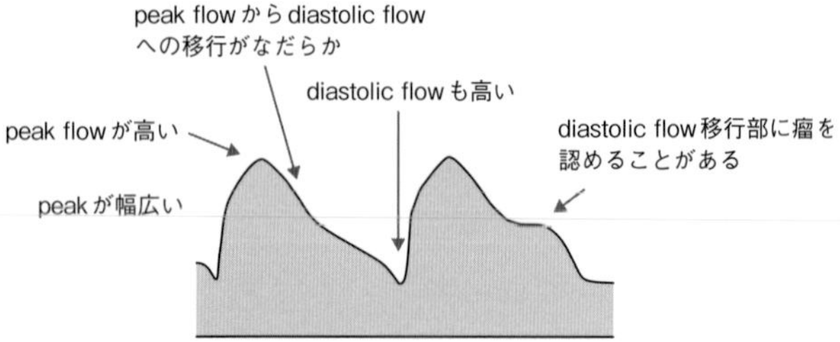

図1　良好な移植腎血流ドプラエコー

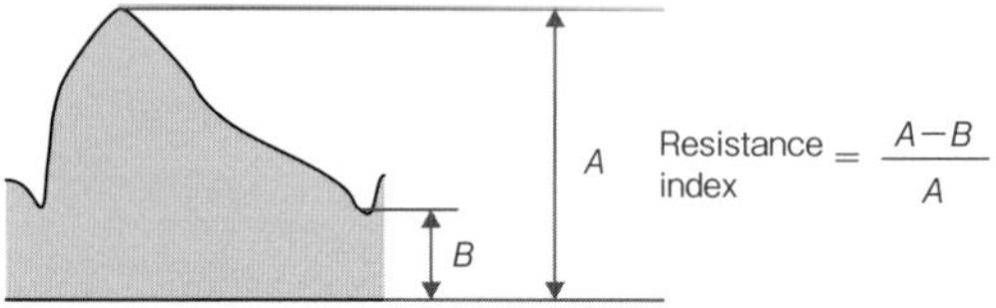

図2　Resistance index（RI）

stolic flowまでの流速の移行がなだらかである（腎血管のコンプライアンスが特に高い場合，大動脈の収縮に一致してdiastolic flow部にコブを認めることもある）．Resistance index（RI）は0.5～0.7の間にあることが多い（図2）．

※移植腎は除神経されておりpeakの波形は血圧，volumeに依存するため術後の状態によっては急峻であることがある．しかし拡張期の波形が取れないのは異常波形と考えられるので，拒絶の可能性を含めたアセスメントが重要になってくる．

3. 拒絶の波形

移植腎に拒絶反応が起きると，周囲の炎症・浮腫・細胞浸潤などにより血管のコンプライアンスが小さくなり，末梢血管抵抗が増加し正常な状態に比べて血液が流れにくくなる．そのため収縮期での高圧では血流を認めるものの，拡張期での低圧では流れにくくなり時に途絶することもある．流速波形は図3のような変化を起こすことが多く，RIは高くなる（0.75を超えることもあ

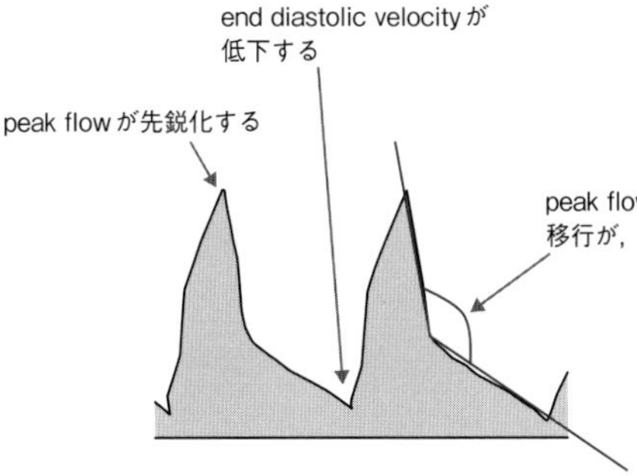

図3　末梢抵抗の強い血流ドプラエコー

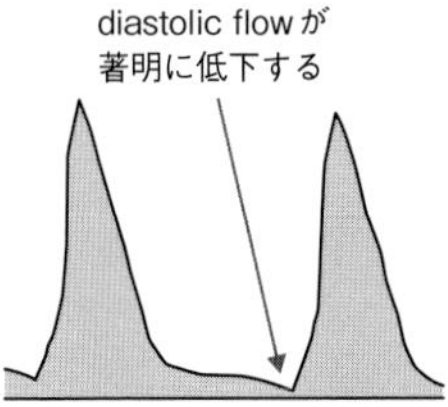

図4　中程度の拒絶反応時

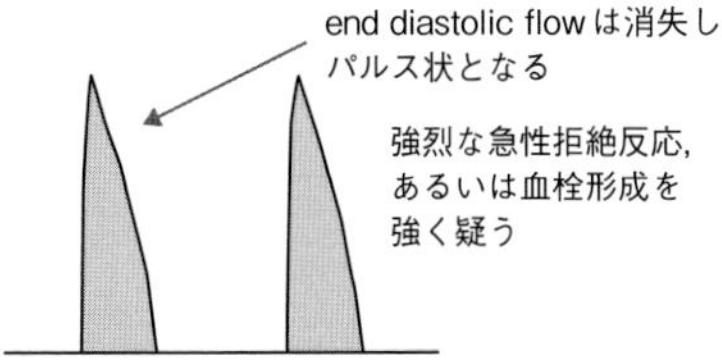

図5　激しい拒絶反応時

る）．ただしRIの値のみで拒絶反応を決めることはできず，波形パターンの変化と併せて評価する．

拒絶による変化がさらに強いと**図4**のようにdiastolic flowは低下・RIは上昇し，さらにひどくなるとdiastolic flowは完全に消失しパルス状にsystolic flowを認めるのみとなる（**図5**）．この状態は非常に強い拒絶反応やTMAが予想される．他稿を参考に，プロトコールに準じてステロイドパルスや免疫グロブリン大量投与などの免疫抑制の強化やエクリズマブによるTMAの治療，DICに準じた治療を行わなければならない．

4. エコーのコツ

❶コントロールを取るために，術中・術後の血流を把握し，記録

に残しておくべき．特に術中に用いるエコーは病棟で用いるエコーと異なることが多いので，ICU でエコーを行う時は記録に残しておくことで後日振り返ることができる（術後の炎症性変化によっては血管抵抗が増し，拒絶様の波形となることがあるので，免疫学的リスク・血液検査結果および尿量・体重変化を参照し総合的に判断する）．

❷漫然と血流を把握するのではなく，例えば“腎動脈→区域動脈→葉間動脈→弓状動脈”といった流れで血流を把握し，“上→中→下極，吻合部”といったような系統だった流れのほうが再現性がある．

❸できれば術後1週間行うことが望ましい（理由は上記のように術後性変化で波形が変わるのか，本当に拒絶が起こっているのかを経時的に把握することが望ましいから）．

❹同じ部位で評価することが望ましいので，可能であれば同じ人が行うほうが再現性がある．

5. 見るべきポイント（図6）

❶腎血流はおおよそ6箇所で，まんべんなく血流の把握を行う．

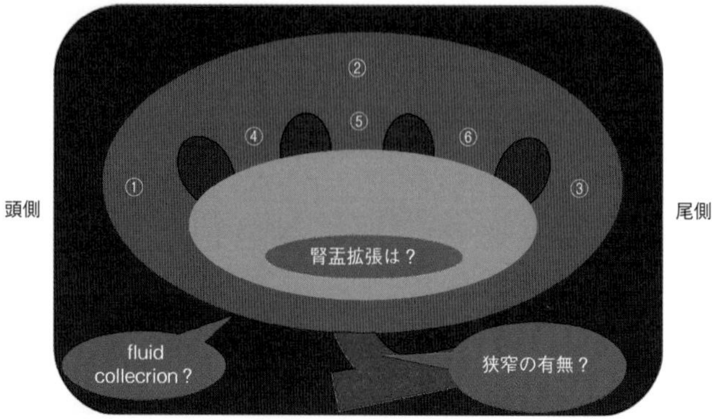

図6　腎エコーで見るべきポイント

❷術後の血腫や腎周囲の液体貯留の把握
❸腎盂拡張の有無
❹吻合部の異常の把握

（前之園良一）

memo

13 術直後の排尿障害

POINT

◎成人の腎移植レシピエントで比較的よく見られる長期透析患者における萎縮膀胱について述べる.

◎膀胱機能異常は尿路感染症のリスクや QOL の低下，移植腎の予後にも影響するため，症例に合わせてムスカリン受容体拮抗薬や選択的 $\beta 3$ アドレナリン状態作動薬を使用する.

表 1　排尿障害の原因となる代表的な疾患

器質的排尿障害		
	尿道閉塞	前立腺肥大症
		尿道狭窄
	膀胱奇形	膀胱外反症・プルンベリー症候群など
機能的排尿障害		
	神経因性排尿障害	糖尿病・神経内科疾患・脊椎疾患など
		二分脊椎・脊髄髄膜瘤
	非神経因性排尿障害	長期透析に伴う萎縮膀胱

排尿障害の原因となる代表的な疾患を表 1 に示す.

排尿障害の原因疾患は多岐にわたる．本書の主な対象となる成人の腎移植レシピエントで比較的よく見られる長期透析患者における萎縮膀胱について述べる.

長期透析による膀胱機能障害については，廃用性萎縮と排尿筋過活動による膀胱容量減少と低コンプライアンス膀胱といわれており，透析期間の長さに関連すると考えられている．Tsunoyamaらの報告によると平均60.2カ月間のRRT（renal replacement therapy：腎代替療法）を受けていた27.2%で排尿筋過活動を認め，RRT期間の長さに依存して初期知覚尿意と膀胱容量の低下を認めていた[1)]．移植後膀胱容量は回復してくるが，やはり正常人と比較して排尿障害の比率は多い．錦戸らの報告[2)]では移植後1カ月後，3カ月後の平均1回排尿量はそれぞれ134 mLと181 mLと膀胱容量の回復は遅く，頻尿が持続していた．Inoueら[3)]は移植後30%の症例でVURが存在し，透析歴60カ月後以上，移植前膀胱容量130 mL未満が関連していた．一方で当科の報告では移植後6週間後の膀胱機能の回復と質問票を用いた主観的評価はいずれも改善を認めており腎移植によるQOLの改善につながっている[4)]．

膀胱機能異常は尿路感染症のリスクやQOLの低下，移植腎の予後にも影響する．症例によっては膀胱内圧の低下を目的としてムスカリン受容体拮抗薬のプロピベリン塩酸塩，コハク酸ソリフェナシンや選択的β3アドレナリン状態作動薬のミラベクロンを使用する．Tunoyamaらの報告では，移植後の排尿障害に対して抗コリン薬であるソリフェナシンを投与したstudyでは，投与しなかった群と比較して有意に膀胱容量の改善を認めた（173.0±60.7 mL in without solifenacin group and 260.1±51.0 mL in with solifenacin group［p=0.005］）[4)]．ただ症例によっては低活動性膀胱をきたしているものもありこれらの有効性については今後のより多くの報告が待たれる．

（症例提示）

症例：60歳台男性．15年の血液透析の後に献腎移植を受けた．腎移植後約1年経過したが，1～2時間毎の頻尿と尿意切迫のため受診された．

検査所見：尿一般，沈渣正常

画像所見：US前立腺体積36 mL（正常 ≦20 mL），残尿測定0

1
2
3
4
5
6

mL
対応：①前立腺肥大症にタムスロシン 0.2 mg 1T/1X 処方
→尿意切迫は改善したが頻尿症状が残る.
②頻尿症状にベオーバ® 50 mg 1T/1X 処方.
→症状改善傾向.

（処方例）
過活動症状に対して
①ベビグロン（ベオーバ®）50 mg 1T/食後
②ミラベクロン（ベタニス®）25～50 mg 1T/食後
③ソリフェナジン（ベシケア®）2.5～5 mg 1T/食後
閉塞症状に対して
男性：タムスロシン（ハルナール®）0.2 mg 1T1X/食後
シロドシン（ユリーフ®）4 mg　1～2T/1～2X 食後
女性：ウラピジル（エブランチル®）15～30 mg 分 1～2T/1～2X 食後

Q & A

Q　腎移植後レシピエントに経尿道的前立腺手術は可能か？

A　移植腎の長期生着率が得られている現在，長期経過に伴い下部尿路症状（LUTS）を有する患者は増加することが想定される．特に前立腺肥大症を有する LUTS 患者の内服治療抵抗例には，手術適応を考慮する必要があり，腎移植後患者への経尿道的前立腺切除術（TUR-P）の安全性や有効性は報告されており[5]，必要な時は QOL 改善のためにも積極的に手術を行うべきと考える.

文　献

1) Tsunoyama et al. Int J Urol 2010；17(9)：791-5.
2) 錦戸雅春・他．腎と透析 2014；76：595-7．
3) Inoue T et al. Transplantation 2011；92：311-5.
4) Tsunoyama et al. Transplantation 2012；93(6)：597-602.
5) Volpe A et al. BJU Int 2013；112(3)：386-93.

（北島和樹）

memo

1 2 3 4 5 6

14 術後発熱時の対処

POINT

◎術後発熱した場合には，細菌性，ウイルス性，拒絶が鑑別に挙がる．

◎上記鑑別を念頭に，血液培養を採取し，必要に応じて尿検査，胸部レントゲンなどの検査を追加する．

1．発熱の鑑別診断

術直後の場合はほとんどが細菌感染であり，基本的に必ず血液培養を採取する．表1を参考に必要に応じて検査を追加する．

❶尿路感染症

術後細菌感染症の90％が尿路感染症である．尿の性状（濁りの有無など），尿沈渣を確認するとともに必ず血培も取る．バルーン留置中は当然WBCも多いが，尿路感染症があっても思ったほどWBCが尿中に出ていないことも多い．男性であれば，副精巣炎，前立腺炎も考慮する．

❷呼吸器感染症

健常人に比べ肺結核も多いので，胸部レントゲン，必要であれば痰検査（PCR法）も提出する．肺炎球菌感染症，レジオネラ感染症の可能性も考慮し，尿中抗原も提出する．近年ではCOVID-19感染症も考慮し，状況に応じてCOVID-19 PCR検査も提出をする．

❸ CMV感染症

術後2週間以内はCMV感染症の可能性はほとんどないが，それ以後はCMV感染症が最も重要な感染症となるので，最新のアンチゲネミアを必ず確認しておく．CMV感染症が疑われた場合

表1　術後発熱の鑑別

細菌感染症	ウイルス感染症	拒絶
尿路感染症 肺炎 創部感染 血腫感染	CMV（第3章7） 帯状疱疹 アデノウイルス（第3章4） BK ウイルス感染症（第3章5） COVID-19 感染症	急性拒絶（第2章10）

サイドメモ　新型コロナウイルス感染症（COVID-19）[1]

2020年1月16日に日本で確認され，その後も日本だけでなく，世界各地に流行を続けている．免疫抑制薬下である移植患者はCOVID-19が重症化しやすいとされ，十分に注意する必要がある．術後発熱した場合にはCOVID-19を鑑別に挙げ，PCR検査，PCR検査が陰性でも偽陰性の可能性もあるため，疑わしい場合にはCT検査も行う．

は，レントゲン，CTを考慮する．術後半年を過ぎると，CMV感染症の可能性（ピークは1.5～3カ月）は少なくなる．詳細は第3章7を参照.

❹帯状疱疹

基本的に皮膚科コンサルトを行う．播種性帯状疱疹の場合は陰圧個室管理となる．腎不全患者にも投与可能なアメナメビル（アメナリーフ®）400 mg 1日1回投与が望ましい.

Q & A

Q　**退院後に発熱した場合はどうしたらよいか？**

A　移植後は免疫抑制薬を内服しており，感染症にかかりやすいため，かかりつけ医に相談の上，必要な時は外来受診を促す.

文　献

1）日本移植学会. 新型コロナウイルス感染症（COVID-19）の移植医療における基本指針 第5版.

（永久知佳・石井晃太）

memo

15 退院準備

POINT

◎ sCr・尿量・TACトラフ値が適正範囲内であれば退院を許可する.

◎退院後も内科的管理を途切れさせないこと. 免疫抑制薬のコンプライアンス, 原疾患のコントロールが重要.

レシピエントにとって社会復帰の第一歩であり, 入院という管理された状況から患者固有の生活習慣に戻ることを意味する. 移植腎機能を保っていくため十分な準備が必要である.

当科では合併症がなければ術後7〜10日目での退院を許可している.

1. 退院許可条件

❶ Crの上昇傾向がない.

❷尿量が保たれている.

❸発熱がない.

❹ TAC血中トラフ値が適正域内である.

❺免疫抑制薬のコンプライアンス, 飲み忘れ時の対応を理解している.

❻排尿機能障害がない（残尿50 mL以下である）.

❼第2章5, 第2章11で述べられた術後合併症が外来管理可能となっている.

2. チェック項目

当科では，術後外来フォローは外部クリニックに通院していただいている．

❶退院後フォロー外来を予約．退院直後は週2回目安に通院する．

❷尿道カテーテルを挿入のままならウロバッグ・レッグバッグの指導が済んでいるか．排尿ケア外来を予約．

❸移植腎DJステントの有無．DJありなら抜去の予定を入れておく．

❹3カ月後・1年後プロトコール生検の予約．

❺1年後悪性腫瘍スクリーニングCTの予約．

❻原疾患特有の他科受診予定の確認（糖尿病内科など）インスリンなど原疾患の治療に必要な薬・物品は足りるか？

❼診療情報提供書の作成．

❽必要に応じ食事指導．

3. 当科におけるサマリーの一例

❶紹介元

○○病院　○○科　○○先生

❷シャント作成・透析開始日

20○○/○○/○○　左前腕内シャント造設

20○○/○○/○○　HD導入（○○病院で導入）

維持HD：○○クリニック　月水金午後4時

❸原疾患

DM腎症（治療内容：インスリン）

❹既往歴

高血圧

脂質代謝異常

20○○/○○/○○　DM性網膜症でレーザ硝子体手術

❺生活歴

アレルギー：なし

輸血歴：なし

妊娠歴：なし

❻移植日

20 ○○/○○/○○

❼感染症

HBs 抗原(－), HBs 抗体(－), HCV 抗体(－)

梅毒 TPLA(－), 脂質抗体(－)

HIV 抗体(－), HTLV-1 抗体(－)

VZV 抗体(＋), HSV 抗体(＋), CMV 抗体(＋)

EBV-VCA 抗体(＋), 麻疹抗体(＋), 風疹抗体(－)

ムンプス抗体(＋)

❽術前検査

膀胱造影：膀胱容量 250 mL　排尿機能障害なし

CT：腸骨動脈の石灰化軽度

UCG：FS：0.33, EF55%　左室機能問題なし

心筋シンチ：LCX 領域の小範囲虚血

MDCT：冠動脈に有意狭窄なし

循環器内科：耐術能評価済, 手術可

上部下部消化管内視鏡検査：悪性腫瘍なし

❾ドナー情報

続柄：○, 年齢：○歳, 血液型：○＋ to ○＋(ABO 血液型適合/不一致/不適合)

❿免疫学的背景

CDC-T(－), Bw(－), Bc(－), FCXM-T(－), B(－)

LAB Screen single：class 1：A68 (NDSA), class 2：(－)

HLA-MM：A2, A33, B44, C8, C12, DP4, DQ6, DR13

DSA(－)

⓫導入免疫抑制薬

TAC＋MMF＋BXM＋MP

⓬手術内容

術式：右腸骨窩生体腎移植術

術者：A 医師

助手：B 医師，C 医師，D 医師

手術時間：○時間○分

腎重量：○ g

TIT：○時間○分○秒

WIT：○分○秒

初尿：○分○秒

腎動脈長：○ mm

腎静脈長：○ mm

腎静脈口径：○ mm

腎動脈○本（1 本化した場合は記載），腎静脈○本

動脈：外腸骨動脈に端側吻合，静脈：外腸骨静脈に端側吻合

出血量：50 mL

合併症：なし

術中輸血：なし

⓭入院までの経過

～前医での経過を記載～

20 ○○/○○/○○　初診

20 ○○/○○/○○　入院

⓮入院後経過

○○/○○ 入院

○○/○○ HD DM コンサルト

○○/○○ 著変なし

○○/○○ HD

○○/○○ HD LD

○○/○○ Tx

○○/○○ Cr 5.31

○○/○○ Cr 3.15

○○/○○ Cr 2.33

○○/○○ Cr 2.06 尿道カテーテル抜去，CV 抜去

○○/○○ Cr 1.85 傍膀胱窩ドレーン抜去

○○/○○ 退院

⑮予定

3ヵ月プロトコル生検 202X 年○月○日

1 年後プロトコル生検 202Y 年○月○日

1 年後 CT 検査 202Y 年○月○日

⑯内服

①免疫抑制薬

グラセプター 4 錠　分1　9 時

セルセプト 8 錠　分2　9 時 21 時

（○○/○○［14 日目］750/750 mg に減量，○○/○○［28 日目］500/500 mg に減量）

メドロール 16 mg

（○○/○○［14 日目］4 mg に減量）

②その他の内服薬

パリエット，ダイフェン 月水金

（林　千裕）

memo

16 移植後の生活

POINT

◎移植後の生活はグラフトの長期生着に大きく関与する．移植後，多量飲水を行うことへも抵抗を感じる患者もおり，入院中・退院後も食事や運動，内服アドヒアランス等を説いていくことが必要である．

1．食事

移植後，入院中に栄養士による食事指導を行う．患者とともに実際に食事を作る家族も同席し，一緒に指導を受けることが望ましい．移植後は食事が美味しく感じられるようになったと訴える患者も多く，術後3カ月程度で3〜5 kg 体重増加する患者もおり，移植腎を長期生着させるためにも退院前・退院後の食事指導が重要になる．

❶生もの（刺身，生焼けの肉など）は移植後半年は避ける．また，生肉は移植後避ける．

❷ CNI 血中濃度に影響を及ぼす以下食品．

食事による影響：

① CNI 血中濃度↑：グレープフルーツ，ザボン，ぶんたん，はっさく，スウィーティー，だいだい，ポンカン，メロンゴールド

② CNI 血中濃度↓：セントジョーンズワート（セイヨウオトギリソウ）

③相互作用なし：温州みかん，レモン，カボス，オレンジ，ゆず，きんかん，デコポン，マンダリン

❸タンパク質

通常エビデンスもなくタンパク制限食は必要ない，患者の腎機能を考慮しながら行う．

❹食塩

1.5～3.0 g などという厳しい食塩制限は，浮腫，高血圧がない限り必要ないが，一般的には 6 g/day の制限が有効である．

❺カリウム

TAC による高 K 血症，CCr 30 mL/min 以下時に摂取制限を指導する．

❻水分

1,500～2,000 mL/day 程度の摂取を勧める．

2. 運動

❶移植後 3 カ月以内

①散歩以外の激しい運動は避ける

②柔軟体操や腹筋，格闘技，ロッククライミングといった移植腎を強く圧迫し，負荷がかかる動作は避ける

③プール，海水浴，温泉も禁止（衛生的でないため）

❷術後半年以降

安定していれば衛生的に問題のある地域，場所を除けば外出や運動の制限はない

3. 就労制限

移植後 4～6 カ月で徐々に仕事を再開することは可能だが，足に強い負担のかかる仕事は不適当と考えられる．維持期では，極端に負荷のかからないものに対しては許可できる．

Q & A

Q **患者から「プロテインを摂取してもよいですか？」と聞かれたら，どうしたらよいか？**

A 術後，筋肉量を増加させるために，市販のプロテイン摂取を希望する患者もいるが，基本的には推奨しないものの，患者の腎機能，尿中タンパク量を考慮した上で可能か検討する．

文　献

1）LIFE LONG ⑯．ノバルティスファーマ株式会社．

（関戸恵麗・岡部　祥・越田里美）

memo

第3章

移植後

1 外来通院

POINT

◎外来では，腎機能や薬物血中濃度管理のみならず，高血圧や脂質異常症，糖尿病，貧血といった慢性腎臓病に認められる合併症に関して，「保存期腎不全管理」を行う必要がある．

1. 移植後外来

ドナー・レシピエントを退院後にフォローアップを行っている．患者のニーズに合わせた医療を展開していくことを目的とする．当院にて腎移植を終了したドナーならびにレシピエントは，余丁町クリニック腎移植フォローアップセンターにて移植後の管理を行っている．

レシピエントは問題がなければ，

移植後1カ月間　週に2回の通院

2カ月目　週に1回の通院

3カ月目　2週に1回の通院

半年〜1年以降　4週に1回

腎機能・免疫抑制薬の血中濃度を中心に，全身状態を見ていく．

2. 外来でみるべきポイント

❶移植後合併症（他章参照）に留意し，早期発見に努める．

❷移植後は特に問題がないようであっても移植腎生検を定期的に行うことが推奨されている．

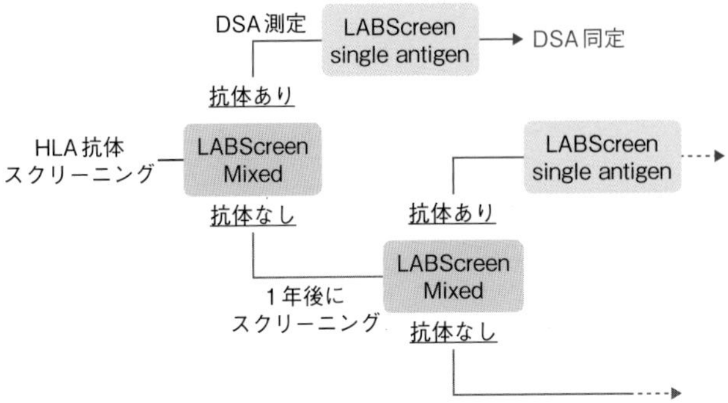

図1　抗HLA抗体スクリーニング検査と同定検査

❸拒絶反応や感染症といった移植特有の合併症のほかに，高血圧や脂質異常症，糖尿病，貧血といった慢性腎臓病に認められる合併症に関して，「保存期腎不全管理」を行う必要がある（本章2を参照）

❹抗HLA抗体スクリーニング検査

2018年4月1日より抗HLA抗体のスクリーニング検査および抗体特異性同定検査が保険収載され，臓器移植後患者において測定することが可能になったため，原則として1年に1回は施行する．抗体関連拒絶反応を強く疑う場合等，医学的必要性がある場合には1年に1回に限り，さらに算定できる（図1）．

❺悪性腫瘍スクリーニング

移植後の患者は一般の人に比べて悪性腫瘍発生頻度が増加するため，CT検査，人間ドックなどで定期的なスクリーニング検査を行う（第4章2を参照）．

❻当院で使用しているチェックリストを図2に示す．

腎移植患者 外来定期検査チェックリスト（毎年）

2022.1.26 Ver.3.0

氏名　　　　　　　　　　　　　　　ID

移植日：　　　　　　　年　　　月　　　日

術前感染症：HBs 抗原（ ），HBs 抗体（ ），HBc 抗体（ ），HCV 抗体（ ），
CMV 抗体（ ），その他特記事項（　　　　　　　　　　　　　　　　）

□ プロトコル生検：最終（ ）年（ ）月（ ）日，移植後（ ）年施行
□ 腎エコー検査（血流評価含む）　（ ）月施行
□ 抗 HLA 抗体検査（2018 年 4 月～保険収載）　（ ）月施行
□ 人間ドックの推奨　（ ）月施行
（□上部，□下部，□乳癌，□前立腺癌，□子宮頸癌，□子宮体癌）
□ CT 検査　（ ）月施行
□ 肝炎検査（HBs 抗原，HBs 抗体，HBc 抗体，HCV 抗体）　（ ）月施行
※ HBs 抗原陰性かつ HBc 抗体もしくは HBs 抗体陽性→ HBV-DNA 定量および AST/ALT1～3 カ月ごと
※ HCV 抗体陽性症例→ HCV-RNA 定期採取
□ ミコフェノール酸モフェチル濃度測定　（ ）月施行
※移行期（移植後 1～3 カ月）は 1 カ月ごと，維持期（3 カ月～1 年）は 3 カ月ごと，維持期（1 年以降）では一年ごとに測定する．
□ ドナー受診（有・無）
□ ST 合剤内服（有・無）
□ PPI 内服（有・無）
□ 抗凝固薬内服（有・無）
□ 移植腎尿管ステント（有・無）

図 2　腎移植患者 外来定期検査チェックリスト

（大木里花子・別府寛子・渡口　誠）

2 腎移植後の内科系合併症（維持期）

POINT

◎腎移植後の内科系合併症は，移植腎機能や移植患者の生命予後にまで影響する因子であり，適切な管理は移植後の長期予後を改善するために重要である．ここでは主に維持期の内科的合併症について触れる．周術期の内科系合併症については第 2 章 5 を参照．

1. 移植後高血圧（posttransplant hypertension：PTHT）

❶発症要因

① CKD 末期の動脈硬化症や肥満，高尿酸血症，耐糖能異常，喫煙などの古典的高血圧因子，②拒絶反応や感染，再発腎炎，薬剤性障害などによる腎実質性高血圧，③移植腎動脈狭窄による腎血管性高血圧，④薬剤性（ステロイドによる Na 貯留・交感神経活性作用，CNI による血管系収縮作用，動脈硬化促進作用等）とされ，有病率は 40〜85％に及ぶ[1)]．

❷管理目標（表 1）

収縮期血圧/拡張期血圧を 130/80 mmHg 未満に抑制する[2)]．

❸治療（表 1）

ACE-I，ARB が第一選択薬であるが[2)]，副作用（高カリウム血症，貧血，Cr 上昇等）には十分留意が必要である．当院では移植後 2 カ月以内の血行動態および腎機能が安定しない時期はカルシウムブロッカーの使用から始め，経過を見つつ ACE-I/ARB に切り替えるようにしている．ACE-I/ARB 導入後 20％以上の

表1　腎移植後高血圧（PTHT）の管理目標（成人例）

JSRCT ガイドライン	
目標値	収縮期血圧/拡張期血圧　130/80 mmHg 未満
治療	降圧薬の第一選択薬は ACE-I, ARB である.
KDIGO ガイドライン	
目標値	収縮期血圧/拡張期血圧　130/80 mmHg 未満
治療	どのような種類の降圧薬も使用可能である. 尿タンパクが 1 g/day 以上陽性の症例は ACE-I あるいは ARB を推奨する.

JSCRT：日本臨床腎移植学会

GFR 低下を認める場合は移植腎動脈狭窄を考慮し移植腎エコーを実施する.

2. 移植後糖尿病（posttransplant diabetes mellitus：PTDM）

最近では移植前から糖尿病が存在する場合も含めて，移植後に持続的に耐糖能障害がみられる場合を移植後糖尿病（PTDM）と表記し，移植後発症糖尿病（post transplant diabetes mellitus：NODAT）という用語は使用しない方向にある.

❶発症要因

ステロイドや免疫抑制剤による薬剤誘発性の要素と CKD によるインスリン感受性低下による．特に1年以内の発症率あるいは有病率は 10～20%に及ぶ[3,4].

❷診断

①空腹時血糖値 126 mg/dL 以上，② 75 g OGTT 2時間値 200 mg/dL 以上，③随時血糖値 200 mg/dL 以上，④ HbA1c≧6.5% のうち①～③のいずれかと④が確認されれば糖尿病と診断する．①～④の所見いずれか1つだけ認めた場合は，別の日に再検査を行い再びいずれかの所見が確認されれば糖尿病と診断する．ただし，HbA1c のみの反復検査は不可である[5].

表 2 移植後糖尿病（PTDM）の管理目標（成人例）

JSCRT ガイドライン
腎移植後発症糖尿病の管理目標値は，空腹時血糖 130 mg/dL 未満，食後 2 時間値 180 mg/dL 未満，HbA1c 6.5%（JDS）未満である． 腎移植後発症糖尿病は，糖尿病誘発性免疫抑制薬によることが多く，拒絶反応を抑制し，かつ厳密な血糖コントロールが必要であるため，免疫抑制薬の投与量の緻密な調整が要求される． 腎移植後発症糖尿病の管理は，腎移植医と糖尿病専門医との連携が必須であり，さらに糖尿病専門ナース，栄養士を含めたチーム医療が望まれる．
KDIGO ガイドライン
HbA1c は 7.0～7.5% を目標とする．低血糖がみられるようであれば HbA1c 6.5%以下は避ける． CNI，mTOR 阻害薬，コルチコステロイドを開始あるいは増量した場合は，NODAT のスクリーニングを空腹時血糖，OGTT，HbA1c で行うことを推奨する． NODAT が発症した場合は，薬剤処方を修正し，拒絶反応や副作用とのバランスを考慮して糖尿病の改善に努める．

JSCRT：日本臨床腎移植学会，CNI：カルシニューリン阻害薬

❸管理目標（表 2）

目標値は個々の症例で適切な値を設定する必要があるが，糖尿病合併症予防の目標値として HbA1c（NGSP 値）<7.0%（GA 約 20%未満）を 1 つの目安とする[5)]．

❹治療

食事・運動療法が治療の基本である．原疾患を糖尿病とする多くの症例では移植後腎機能改善に伴い血糖コントロールの悪化を認めインスリンが必要になる例も多く，術前よりあらかじめ糖尿病科と連携をとっておく．薬物療法としては DPP-4 阻害薬が使用されることが多い．SGLT-2 阻害薬に関しては糖尿病の治療および CKD の治療としての効果も期待されるが，特に腎移植患者では尿路感染への注意が必要である．

3. 移植後脂質代謝異常 (posttransplant dyslipidemia)

❶発症要因

移植後の脂質代謝異常は，薬剤誘発性の側面が高い．ステロイド薬，カルシニューリン阻害薬，mTOR 阻害薬はコレステロール上昇，中性脂肪上昇作用がある．

❷管理目標（表 3）

一次予防として LDL-C 120mg/dL 未満，二次予防として 100 mg/dL 未満とする[2)]．

❸治療（表 3）

生活習慣の是正（禁酒，血糖コントロール，適切な運動療法，体重コントロールなど）が基本である．薬物療法としては，スタチン製剤が最もエビデンスがあるが，カルシニューリン阻害薬を使用している腎移植レシピエントではスタチン製剤の血中濃度が上昇することが示されており注意が必要である．ピタバスタチンとロスバスタチンはシクロスポリンとの併用は禁忌となっており注意が必要である．

表 3　移植後脂質代謝異常の管理目標（成人例）

JSCRT ガイドライン	
目標値	LDL-C 一次予防　＜120 mg/dL　二次予防　＜100 mg/dL
治療	高 LDL 血症：スタチン中心に治療する．
KDIGO ガイドライン	
目標値	LDL-C　＜100 mg/dL，空腹時 TG　＜500 mg/dL
治療	高 LDL 血症：スタチン中心に治療する． 高 TG 血症：TG≧500 mg/dL 治療的生活習慣改善を助言する． フィブラートまたはナイアシン

JSCRT：日本臨床腎移植学会

4. 移植後貧血（表 4）（post transplantation anemia：PTA）

❶発症要因

一般的な腎性貧血に加え，免疫抑制薬や抗ウイルス薬などの薬剤，拒絶反応や炎症，感染症，ドナー腎の影響など，腎移植特有の問題によって生じる．

❷診断

成人男性で Hb 値 13 g/dL 未満，成人女性で Hb 値 12 g/dL で診断される[6]．

❸治療

複数回の検査で Hb 11 g/dL 未満となった時点で貧血治療を開始し，目標 Hb 値は 13 g/dL 未満とすることが提案されている[6]．鉄補充療法・ESA の使用方法については一般の腎性貧血に準ずる．鉄補充療法に関して，血清フェリチン値 100 ng/mL 未満またはトランスフェリン飽和度 20％未満で検討する．最近ではHIF-PH 阻害薬使用も始まっており，腎性貧血や鉄の利用障害改善に効果が期待される．ただし網膜病変や血栓塞栓症，悪性腫瘍などの発症や増悪に関して注意が必要であり，HIF-PH 阻害薬の利点と欠点を慎重に考慮し投与決定を行うことが推奨される[7]．

1
2
3
4
5
6

表 4 「移植後貧血」の診断と基準

1）移植後貧血（post transplant anemia：PTA）の診断基準値として Hb 値を用い，その基準値は，成人男性で Hb 値 13 g/dL 未満，成人女性で Hb 値 12 g/dL 未満である．
2）移植後貧血の原因は，移植腎機能，拒絶反応，感染症，鉄欠乏，免疫抑制薬による骨髄抑制など多岐にわたる．このため貧血治療の開始前にこれらの原因検索と加療を十分に行う．
3）移植後貧血の治療は，移植後維持期（移植後 6 カ月以降）を主な対象とする．

5. CKD-MBD

❶発症要因

透析期CKD-MBDのキャリーオーバー，三次性副甲状腺機能亢進症，ステロイドおよび免疫抑制薬による続発性骨粗鬆症，移植腎機能低下による続発性副甲状腺機能亢進症が混在する．

❷管理目標・治療（表5）

移植患者の骨折リスクが高いことは大規模臨床研究により判明しているが，管理目標と治療には十分なエビデンスがないのが現状である．日本透析学会の『CKD-MBDガイドライン』では，保存期CKDと同様に該当するCKDステージに応じたP，Ca，PTHの測定・管理を行っていくことは妥当であるとし，移植後1年を経過しても高Ca血症（特に補正Ca≧10.5 mg/dL）および高PTH血症（基準値上限以上）が遷延する場合には，副甲状腺インターベンションの適応を検討することが望ましいとしている[8]．

表 5　CKD-MBD ステートメント

Ⅰ．移植前
1）移植後の骨・ミネラル代謝を良好に保つためにも，移植前から十分な骨・ミネラル管理を行っておくことを推奨する（1C）． 2）移植前評価の段階で 1 回は血清 P 濃度，血清補正 Ca 濃度，血清 PTH 濃度を測定することが望ましい（2C）． 3）生体腎移植の前にインターベンションが必要な副甲状腺腫大を認めた場合，移植に先立って副甲状腺インターベンションを行うことが望ましい（2C）．
Ⅱ．移植直後
1）移植後急性期（特に 1～2 カ月）においては，値が安定するまで血清 P 濃度，血清補正 Ca 濃度を週 1 回以上測定することを推奨する[*1]（1C）． 2）血清 PTH 濃度は退院までに 1 回以上測定することは妥当である（グレードなし）． 3）移植後 1 年以内に起こる骨塩量減少に対しては，移植前，移植後に Dual-energy X-ray Absorption（DXA）による定期的（6 カ月～1 年ごと）なモニタリングをすることが望ましい（2D）．
Ⅲ．移植後慢性期
1）移植後慢性期（1 年以上経過後）においては，保存期 CKD と同様に，該当する CKD ステージに応じた P，Ca，PTH の測定・管理を行っていくことは妥当である（グレードなし）． 2）移植後 1 年を経過しても高 Ca 血症（特に補正 Ca≧10.5 mg/dL）および高 PTH 血症（基準値上限以上）が遷延する場合には，副甲状腺インターベンションの適応を検討することが望ましい（2C）． 3）薬剤による骨脆弱性を回避するためにも，ステロイドは可能なかぎり減量することが望ましい（2C）．

*1 PTx 後の移植症例では移植後に低 Ca 血症が顕在化することがあり，その場合 Ca 製剤もしくは活性型ビタミン D 製剤を補充することは妥当である．

Q & A

Q　HIF-PH と ESA 製剤の使い分けはどのように行っているか？

A　HIF-PH についてはデータの集積が待たれる段階であり明確な使い分けは現時点ではない．両者には注射薬・内服薬という大きな違いがあり，注射に対する苦痛が強い例では内服薬（HIF-PH）を，また polypharmacy やコンプライアンスに不安がある症例では確実な投与が可能である ESA 製剤を使用する場合がある．ESA 抵抗性の例には HIF-PH に変更するケースもある．

文　献

1）Koomans HA, Ligtenberg G. Mechanisms and consequences of arterial hypertension after renal transplantation. Transplantation 2001；72（6 Suppl）：S9-12.

2）腎移植後高血圧．日本臨床腎移植学会ガイドライン作成委員会編．腎移植後内科・小児科系合併症の診療ガイドライン 2011．p19-23，日本医学館，2011.

3）Kasiske BL et al. Diabetes mellitus after kidney transplantation in the United States. Am J Transplant 2003；3：178-85.

4）Cosio FG et al. New onset hyperglycemia and diabetes are associated with increased cardiovascular risk after kidney transplantation. Kidney Int 2005；67：2415-21.

5）日本糖尿病学会 編著．糖尿病治療ガイド 2022-2023

6）日本透析医学会．2015 年版日本透析医学会 慢性腎臓病患者における腎性貧血治療のガイドライン．透析会誌 2016；49：89-158.

7）内田啓子．日腎会誌 2020；62(7)：711-6.

8）日本透析医学会．慢性腎臓病に伴う骨・ミネラル代謝異常の診療ガイドライン．日本透析医学会雑誌 2012；45(4)：332-4.

（別府寛子）

memo

3 移植後数カ月での腎機能障害

POINT

◎移植後の腎機能障害も，通常の腎機能障害の鑑別と同様に腎前性・腎性・腎後性と鑑別していく（図 1）.

◎脱水や原疾患の増悪・再燃に加え，移植後の特徴として拒絶反応（耐薬なども念頭に）やウイルス感染などの鑑別に入れる.

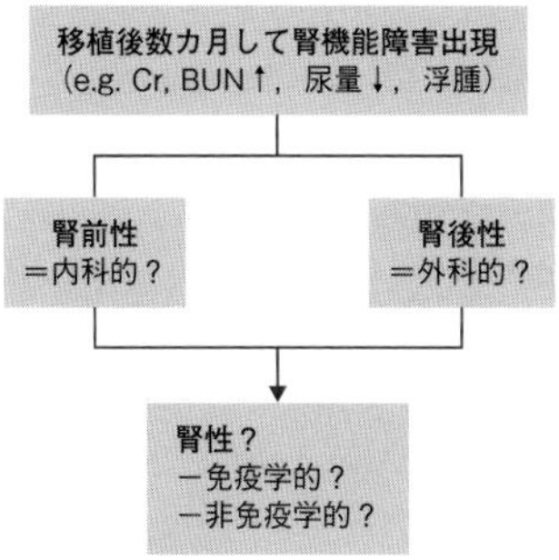

図 1　フローチャート

1. 移植後 3 カ月未満

鑑別

腎前性	血圧低下・循環血液量の低下，ACEi/ARB 内服など
腎後性	腎摘に伴う尿管虚血や尿管拒絶による下部尿管狭窄・吻合部狭窄，糖尿病による神経因性膀胱や長期透析による膀胱容量低下・排尿機能障害
腎性	acute rejection，CNI toxicity，再発腎炎，急性腎盂腎炎，急性間質性腎炎など

ACEi：angiotensin converting enzyme inhibitor，ARB：angiotensin II receptor blocker

❶腎前性腎不全

①腎前性は脱水の要素や他科・他院での内服処方（ACEi/ARBの再開や追加など）を確認する．補液は“生理食塩水”よりもカリウムを含むクリスタロイド（乳酸リンゲルやリン酸リンゲル）を選択するほうが，バランスは取れている[1)]．

②腎移植後の降圧薬について

ACEi/ARBは腎動脈狭窄症/妊娠では禁忌.

腎移植後のACEi/ARBの内服はGFRの低下・Hct低下・K上昇の報告がある[2)]．

本邦のガイドラインによれば[3)]，ACEi/ARBは降圧薬の第一選択薬として位置づけられているが，上記のような注意点もある．また移植直後は血流・腎機能が安定せず，GFR上昇が拒絶によるものかどうか混乱を招くので，移植直後の安易な使用は避けたほうが望ましい.

→降圧薬はCCB（calcium channel blocker）が望ましいというシステマティックレビューにより報告されている[4)]．一方で高血圧の原因によっては利尿薬やβブロッカーのほうが望ましい.

αブロッカーはCCBやβブロッカーでも効果が乏しい時に補助として用いられる.

❷腎後性腎不全

①簡易に行える超音波検査などで水腎・水尿管の確認（同時にドプラで血流の評価なども）や，単純CTで尿路閉塞の確認を行うべきである．特に尿管膀胱移行部の狭窄が画像で疑わしければ手術手技に起因している可能性が高く，尿管ステント留置などを考慮しなければならない.

②尿路感染のバルーン留置について

通常の診療においてバルーンの留置は早期抜去が好ましく，膀胱留置カテーテルを置くこと自体が尿路感染のリスクと考えられているが，複雑性尿路感染の治療初期にはドレナージが必要であり，外科的処置を含めデバイスを用いたドレナージ（膀胱留置カテーテル）は許容されている[5]．

❸腎性腎不全

腎性の要因としてカルシニューリン阻害薬の毒性（もしくは怠薬）や拒絶が考えられる．免疫抑制薬の服薬状況を確認し，適正な血中濃度になるように調整しても腎機能の改善がないようであれば急性拒絶反応を考慮し生検・ステロイドパルスを行う（可能ならばステロイドパルスを行う前に生検を行うことが望ましいが，移植腎が腫大しているような状況であればリスクがあるのでまずは内科的加療を先行するべき）．

2. 移植後 3～6 カ月

鑑別（図 2）

❶腎前性

血圧低下・循環血液量の低下

その他，腎動脈狭窄や心不全を鑑別に入れる．

❷腎後性

腎摘に伴う尿管虚血や尿管拒絶による下部尿管狭窄・吻合部狭窄，糖尿病による神経因性膀胱や長期透析による膀胱容量低下・排尿機能障害などに加え，新規尿管結石を鑑別に挙げる．

❸腎性

acute rejection，CNI toxicity，再発腎炎，急性腎盂腎炎，急性間質性腎炎などに加え，*de novo* の腎障害やウイルス感染としてサイトメガロウイルスや BK ウイルスによる腎障害を鑑別に入れる．この時期になると服薬アドヒアランスの聴取も重要になってくる．

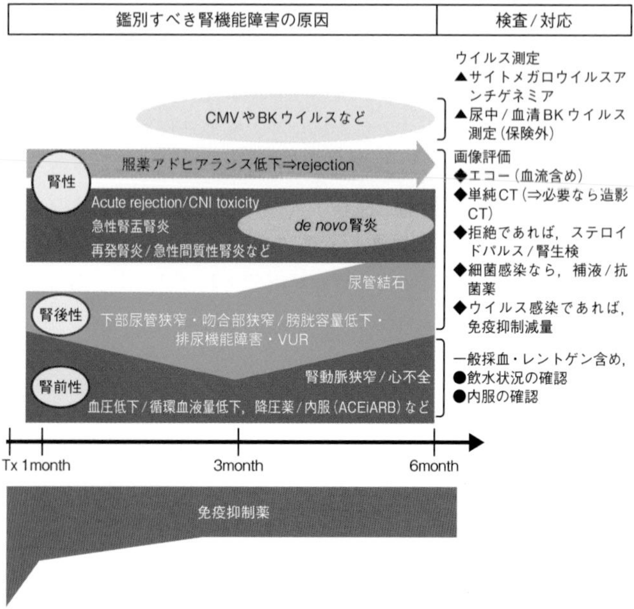

図2 移植後の腎機能障害の鑑別

サイドメモ ***de novo* 腎炎**

もともとの原疾患の再発ではなく，新規の腎炎発症（第4章2を参照）移植後早期に見られる微小変化型や，数カ月・数年後に発症するFSGS，MPGNや膜性腎症など多彩．微小変化型は臨床症状に乏しいので判別が難しいが，タンパク尿・血尿が出ている場合は生検による組織診断[6]．

サイドメモ　**血管合併症**
(transplant renal artery stenosis：TRAS)

移植後高血圧の 1～5%が TRAS による二次性高血圧[7,8] で，術後 3～24 カ月頃に診断されることが多い[9-11].

①非免疫学的要因：吻合部血管障害，もともとの血管疾患（動脈硬化など）.

②免疫学的要因：血管内皮障害（class II *de novo* DSA 関連）[12].

その他，サイトメガロウイルス感染の報告もある[13].

サイドメモ　**尿管結石**

移植後の *de novo* の結石の頻度は 0.4～4.4%.

除神経されているので症状は非典型的な発作症状はなく，尿量減少や急激な Cr 値の上昇をもって見つかることがある[14].

文　献

1）Wagener G et al. Transplantation 105：2021；1677-84.
2）Tantisattamo E et al. Front Med（Lausanne）2020；7：229.
3）日本腎移植学会ガイドライン作成委員会．腎移植後内科・小児科系合併症の診療ガイドライン．日本医学館，2011.
4）Cross NB et al. Transplantation 2009；88：7-18.
5）Wagenlehner FME et al. Nat Rev Urol 2020；17：586-600.
6）Ponticelli C et al. Clin J Am Soc Nephrol 2014；9：1479-87.
7）Agüera Fernández LG et al. Actas Urol Esp 1992；16：292-5.
8）Bruno S et al. J Am Soc Nephrol 2004；15：134-41.
9）Lacombe M. Ann Surg 1975；181：283-8.
10）Roberts JP et al. Transplantation 1989；48：580-3.
11）Hurst FP et al. Am J Nephrol 2009；30：459-67.
12）Willicombe M et al. Am J Transplant 2014；14：133-43.
13）Pouria S et al. Qjm 1998；91：185-9.
14）Harraz AM et al. Int J Surg 2016；36：693-7.

（前之園良一）

4 血尿

POINT

◎腎移植患者は免疫抑制状態であることによる尿路上皮癌や固有腎癌を含む発癌頻度が高いこと，ウイルス感染を含む尿路感染症による血尿の頻度が高いなど，血尿は腎移植患者の診療において重要な症状である[1-4]．

1. 血尿の鑑別診断

・泌尿器科悪性腫瘍（尿路上皮癌，腎癌，前立腺癌）
・尿路結石症
・尿路感染症（アデノウイルスなど）
・拒絶反応
・再発腎炎，*de novo* 腎炎
・動静脈瘻

2. 血尿の診断の進め方（図 1）

❶尿検査：尿中白血球や尿中細菌の有無，変形赤血球の有無，異型細胞の有無を評価する．

❷尿路感染症のスクリーニングとして尿培養，尿路上皮悪性腫瘍のスクリーニング検査として尿細胞診による異型細胞の有無，尿路の器質的病変精査のため尿路超音波検査を行う．また，50歳以上の男性であれば前立腺癌のスクリーニング検査として前立腺特異抗原（PSA）検査を行う．

❸さらなる精査として CT urography や膀胱・前立腺 MRI，膀

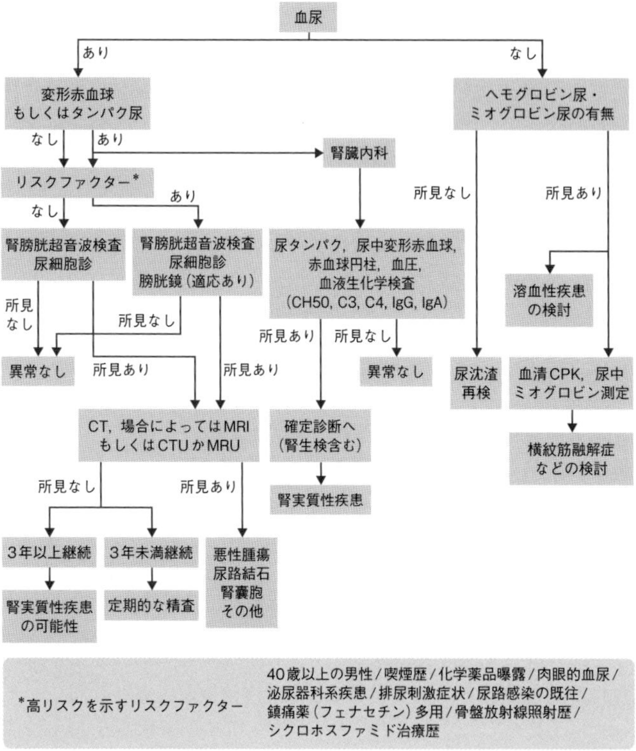

図1　血尿の診察の進め方[1)]

胱鏡検査などを行う．

3. 泌尿器科悪性腫瘍・尿路結石症

通常各種画像検査にて比較的容易に診断される．無症候性の顕微鏡的血尿の場合，発見後3年以内に悪性腫瘍が1～3%に発見されることがあるため，定期的な尿沈渣と尿細胞診による定期的な経過観察が必要である．

4. 尿路感染症

主な原因として細菌性とウイルス性があるが，腎移植患者に特有なのは後者で特にアデノウイルス感染による出血性膀胱炎が挙げられる．大多数は移植後1年以内に発症する[5)]．排尿時痛，肉眼的血尿，発熱を主訴として同時に腎機能障害を伴うことがある．CTでは尿管壁や腎盂壁の肥厚を認めることがある．診断は尿中アデノウイルスPCRで確定する．

5. 拒絶反応，再発腎炎，*de novo* 腎炎

尿沈渣で変形赤血球やAcanthocyteを認めた場合，糸球体由来の血尿が示唆される．尿タンパクや腎機能障害を伴う場合は移植腎生検を行う．

6. 腎動静脈瘻

移植腎は腎生検を行う機会が多く合併症として動静脈瘻が挙げられる．移植腎ドプラで確認でき血管内治療が考慮される．

Q & A

Q　アデノウイルスの治療方法はなにか？

A　通常は対症療法により2～3週間で軽快する．移植腎機能障害も出血性膀胱炎の軽快とともに改善される．抗ウイルス薬としてCidofovirがあるが本邦では保険適用でない．発熱や血尿が改善しない場合は免疫グロブリンの使用を考慮する．

文　献

1) Vajdic CM et al. JAMA 2006；296：2823-31.
2) Buzzeo BD et al. Urology 1997；50：525-8.
3) Schwarz A et al. Clin J Am Soc Nephrol 2007；2：750-6.
4) Hofland CA et al. Transplant Proc 2004；36：3025-7.
5) Yagisawa T et al. Urol Int. 1995；54：142-6.

（阪野太郎・渡口　誠）

memo

5 BK ウイルス腎症

POINT

◎ BK ウイルスは免疫抑制によって再活性化し顕性感染となり，尿細管性腎炎や尿細管狭窄を引き起こし移植腎機能廃絶の原因となる．

◎尿沈渣でデコイ細胞（decoy cell；封入体細胞）が確認され，血中の BK ウイルスポリメラーゼ連鎖反応（PCR）法で陽性になれば BK ウイルス腎症の可能性が高い．

1. BK ウイルス

一般的に BK ウイルスは幼少期に感染し，成人の 7 割程度が既感染者である．これまでは骨髄移植後に BK ウイルス性出血性膀胱炎や腎移植後の尿管狭窄が報告されていたが，最近に至るまで BK ウイルス感染症による腎障害が問題視されることはなかった．腎移植においても，カルシニューリン阻害薬と新しい代謝拮抗薬の組み合わせにより免疫抑制が強力になったことを反映し，BK ウイルス感染症が移植腎機能低下（BK ウイルス腎症）を引き起こすことが注目され，2001 年以降抗 CD25 抗体使用例で報告が増えている[1,2]．

臨床症状からの診断は難しいため，スクリーニング検査を行う．

移植腎機能障害時には BK ウイルス腎症の可能性を疑い，尿沈渣，尿細胞診でのデコイ細胞のスクリーニングを行う．とにかく予防が大事である．

2. 疫学

BK ウイルス初感染は幼少期に上気道感染症状などで経験するが，ほとんど症状はなく，ウイルスは腎尿路系上皮細胞やリンパ球に潜伏感染する．成人の多くで血清抗体が陽性で，70%程度がポリオーマウイルス（BK ウイルス，JC ウイルス）不顕性感染者と考えられている[3]．

腎移植後にはその約 30〜50%でウイルス尿症，約 10〜20%でウイルス血症，そして約 10%で BK ウイルス腎症が起きる[4,5]．最近の報告からは，腎移植後には 2〜8%の頻度で BK ウイルス腎症が問題となっている．強力な免疫抑制治療により腎尿路系上皮細胞に潜伏していた BK ウイルスが再活性化され病原性となる．BK ウイルス未感染のレシピエントに既感染ドナーの腎臓が移植されると，BKV の再活性化による腎病変の出現する可能性が高くなる．

3. 症状

多くは無症候性に Cr の上昇を認めるのみであり臨床症状からの早期発見は難しい．腎移植後は免疫抑制による BK ウイルスの再活性化に伴う尿細管間質性腎炎（BK ウイルス腎症）と尿管狭窄が問題となる．尿管狭窄によって水腎症となっても，疼痛や不快感などの通常の水腎症に伴う症状を認めないことが多く，結果として無症候性に Cr の上昇を認めることとなる．

4. 診断（図 1）

臨床症状による BK ウイルス腎症の早期発見は難しく，さらにいったん BK ウイルス腎症となると移植腎の 5 年生着率は約 50%との報告もあり[6]，BK ウイルス腎症の予防のためにはスクリーニング検査が重要となる．

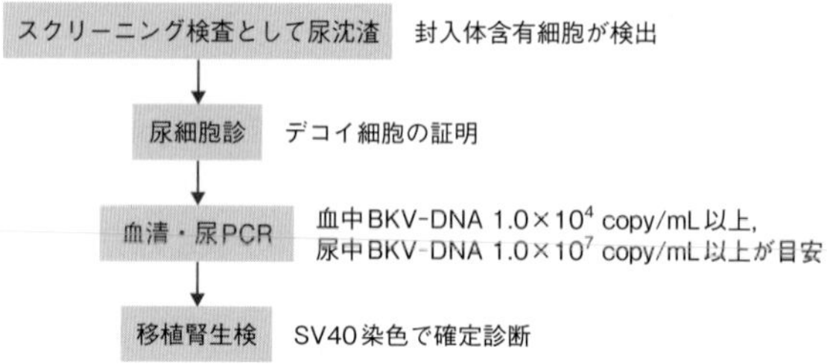

図1　BKウイルス腎症の診断フローチャート

ガイドライン上は，スクリーニング検査として尿中および血中のBKウイルスPCRが推奨されている．しかし，このPCRは本邦では保険適用がなく，ほとんどの施設でスクリーニング検査としては行われていない．スクリーニング検査としては尿沈渣が重要となる．尿沈渣でウイルスを含有した封入体細胞を認めた場合は尿細胞診にてデコイ細胞[7]の確認を行う．

ただし，デコイ細胞はBKウイルス腎症に特異的なわけではない．他のウイルス（アデノウイルスやサイトメガロウイルスなど）や他の疾患（妊婦，高齢者，糖尿病，SLEなど）でもみられる．BKウイルス腎症は典型的にはBKウイルス尿症，そしてBKウイルス血症を経て発症する．デコイ細胞が確認されたら尿中および血中PCRにてBKウイルス陽性を確認する．血中BKV-DNA 1.0×10^4 copy/mL以上，尿中BKV-DNA 1.0×10^7 copy/mL以上であればBKウイルス腎症の可能性が高い[8]．BKウイルス腎症の確定診断のためには急性拒絶反応の合併の有無を鑑別するためにも移植腎生検が不可欠となる．

5. 治療

BKウイルス腎症を認めるということは免疫抑制が強すぎることを示唆する．治療は免疫抑制薬の減量・中止が原則となるが，BKウイルスと拒絶反応のどちらが腎機能障害の原因の首座であるかを判断し，治療を決定していく必要がある[9]．施設により異なるが，多くは代謝拮抗薬を中止し，カルシニューリン阻害薬を減量する．また免疫抑制薬を変更することもある．タクロリムスからシクロスポリンに変えたり，カルシニューリン阻害薬をエベロリムスに変えたりする．免疫抑制薬を減量しすぎると急性拒絶反応を惹起する恐れがあり，そのバランスが大事となる．免疫グロブリン大量療法（保険適用なし）などの効果に関しては不明な点も多い．水腎症に対する外科的な解除を行うこともある．

Q & A

Q　BK ウイルス腎症の発症しやすい時期はいつか？

A　BK ウイルス腎症の診断確定期は移植後 2〜60 カ月と幅があり平均は 12ヵ月といわれている．移植後数年以内，特に免疫抑制が強くかかっている移植後数ヵ月の移植腎機能障害において BK ウイルス腎症は常に念頭に置く必要がある．

文　献

1）Randhawa PS et al. Transplantation 1999；67：103-9.
2）Hirshch HH et al. Am J Transplant 2009；9：S136-46.
3）Bohl DL et al. Am J Transplant 2005；5：2213-21.
4）Bohl DL, Brennan DC. Clin J Am Soc Nephrol 2007；2（Suppl 1）：S36-46.
5）Hirsch HH et al. N Engl J Med 2002；347：488-96.
6）Ramos E. J Am Soc Nephrol 2002；13：2145-51.
7）Sam Kant et al. Viruses 2022；14(8)：1616
8）Hirsch HH et al. Adv Exp Med Biol 2006；577：160-173
9）Batal I et al：Hum Pathol 2009；40：1312-9.

（阪野太郎・渡口　誠）

6 結核

POINT

◎免疫抑制薬を内服する移植患者にとって，結核感染は常に念頭に置かなければならない感染症の一つである．初期の頃は風邪と似た症状であるが発熱や倦怠感が長く続いた場合は鑑別に入れなければならない．
◎本邦では結核の罹患率は周辺アジア諸国と比べ低い傾向にあるものの，地域性があるので罹患率の高い地域での居住があるかどうかの問診も重要である．

1. 疫学

本邦における結核の罹患率は近隣アジア諸国と比べて低い基準にある．世界人口の約 1/3 もの人々が潜伏感染していると考えられており[1)]，臓器移植患者においても活動性病変のみならず，潜伏感染（latent TB infection：LTBI）にも留意することが重要である．またドナーからの感染や新規感染などにも留意しなければならない．

2. 診断

LTBI の代表的な診断方法には tuberculin skin test（TST）と IFN-γ release assay（IGRA）の 2 つがあり，どちらを行うべきかは各機関のガイドラインで異なる．加えて BCG ワクチンの有無で解釈が異なり，ドナー/レシピエントの結核の既往とともにワクチン接種の有無を確認すること，また地域性を確認することも重要である.

❶ TST

ツベルクリン反応を見ている. 感度0.77, 特異度0.59〜0.97[2)]

❷ IGRA

現在2つの方法が利用されている.

① QuantiFERON-TB-Gold In-Tube test（QFT-GIT）

enzyme-linked immunoabsorbent assay. 感度0.90, 特異度0.96（BCGワクチン）vs 0.99（ワクチン接種なし）[2)]

② TSPOT. TB test（T. SPOT）

enzymelinked immunospot. 感度0.90, 特異度0.93（ワクチンの有無含めて）[2)]

移植患者では活動性病変へ進行する予測マーカーとしては低い的中率であるが, 術前IGRA陰性である場合は活動性病変へ進行するリスクが非常に低いと考えられている[3)].

免疫抑制薬導入後は *Mycobacterium tuberculosis* antigenや精製ツベルクリンタンパクへの反応が弱まり, TSTやIGRAの感度を低くする.

3. 潜伏感染（LTBI）

・術前検査（TST, IGRA）が陽性であった場合→LTBIは治療介入を勧められる.

・術前検査が未施行もしくは陰性の場合→① TB患者との接触歴, ②胸部レントゲンで古い未治療のTBの所見, ③ドナーがLTBIであった場合, は治療が勧められる.

・感染症科もしくは呼吸器内科にコンサルトを行い, 治療介入を依頼する.

LTBIに対する治療は, 基本はイソニアジド（イスコチン）が中心となる[4)].

・イソニアジド5 mg/kg（max 300 mg/day）連日9カ月

・もしくは, イソニアジド15 mg/kg（max 900 mg/dose）週2

回9カ月（直接監視下短期化学療法）

4. ドナー由来のTB（図1）

ドナー由来のTBに関してはexpert opinionに依存している．

ドナーに活動性結核病変が存在する場合は，移植は禁忌となる．

Deceased donorの場合，地域性や患者の既往歴を洗い出すのは困難であることが多い．

Living donorの場合，LBTIと診断された場合，治療に対するコンセンサスはない（レシピエントに予防投薬したり[5,6]，ドナーに予防投薬したり[4,7]など）．

5. 移植患者での活動性結核病変に対する治療（Active TB）（図2）

Active TBに対する治療は通常の4剤（イソニアジド，リファンピシン，ピラジナミド，エタンブトール）を2カ月（intensive phase），2剤（イソニアジド，リファンピシン）を4カ月（continuation phase）[4]．投与量は専門医と相談しながら調節が望ましい．

（以下は参考）

- イソニアジド（INH）5 mg/kg（max 300 mg/day）
- リファンピシン（RFP）10 mg/kg（max 600 mg/day）
- ピラジナミド（PZA）1,000～2,000 mg（体重で調整）
- エタンブトール（EMB）15～25 mg/kg（max 1.6 g/day）

→一方で重症感染や播種性病変がないかぎりはリファマイシンの使用には否定的で，重症例で，“9-month regimen（2 months INH＋RMP＋PZA＋EMB/7 months RMP＋INH）”と推奨するものもある[6,8]．

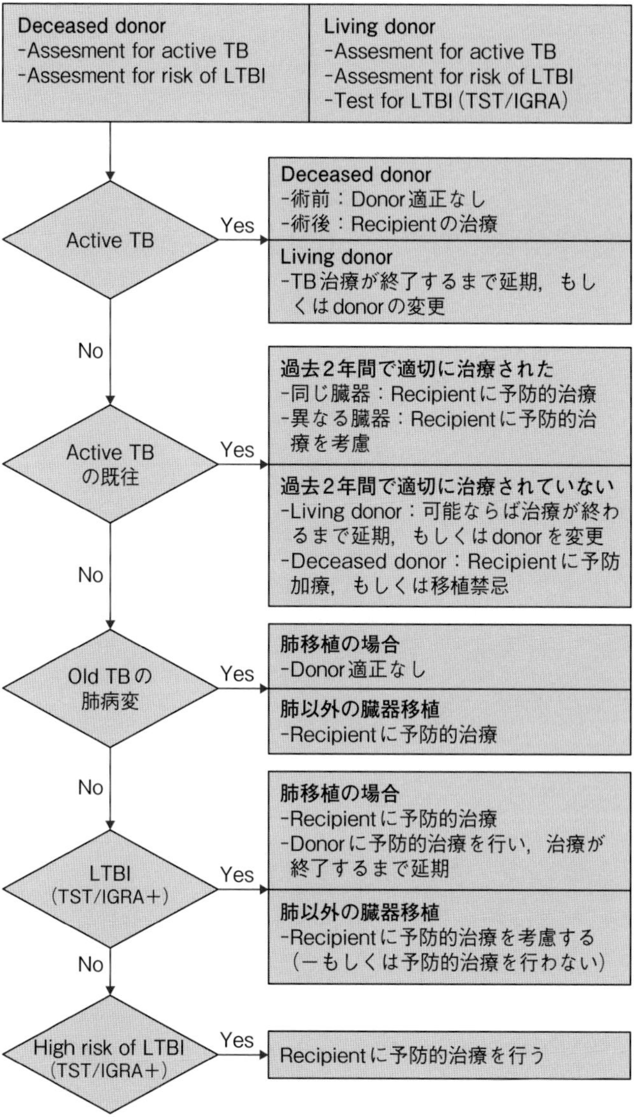

図1　ドナーの TB 診断アルゴリズム（文献2を改変）

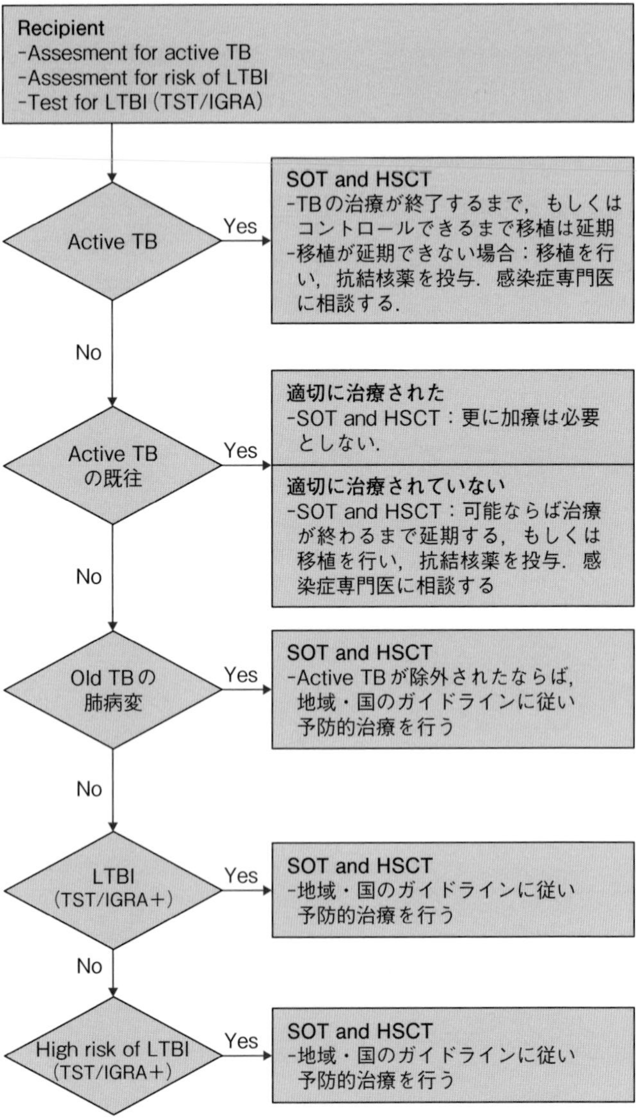

図2　レシピエントのTB診断アルゴリズム（文献2を改変）

※リファマイシン

（リファンピシン，リファブチン，リファペンチン）は免疫抑制薬と相互作用を起こし，拒絶を誘発する可能性がある．

文　献

1）WHO. Guidelines on the Management of Latent Tuberculosis Infection. Geneva, Switzerland：World Health Organization，2014.
2）Munoz L, Santin M.Transplantation 2016；100：1840-52.
3）Kim SH et al. J Antimicrob Chemother 2015；70：1567-72.
4）Subramanian AK et al. Am J Transplant 2013；13（Suppl 4）：68-76.
5）Bumbacea D et al. Eur Respir J 2012；40：990-1013.
6）Aguado JM et al. Clin Infect Dis 2009；48：1276-84.
7）Morris MI et al. Am J Transplant 2012；12：2288-300.
8）Meije Y et al. Clin Microbiol Infect 2014；20（Suppl 7）：89-101.

（前之園良一）

memo

7 サイトメガロウイルス感染症

POINT

◎発熱，骨髄抑制，異型リンパ球の出現，感染臓器による症状（呼吸器，消化器症状，肝機能異常）を呈することがある.

◎上記症状に加え CMV 抗原血症検査（アンチゲネミア）またはCMV DNA 法（PCR 法）を行い診断する

◎治療はガンシクロビル点滴またはバラガンシクロビル内服，免疫グロブリン投与，G-CSF 投与，免疫抑制薬の減量検討.

1. はじめに

サイトメガロウイルス（CMV）はヒトヘルペスウイルス科に属するウイルスで，幼児期に不顕性感染を起こし，生涯その宿主に潜伏感染する．腎移植後の患者では，移植後の免疫抑制によりウイルスが再賦活化し発症する．移植前 CMV-IgG 抗体 R−/D+症例では，初感染を起こすと重篤な臓器侵襲性 CMV 感染症を起こす可能性がある.

2. CMV 感染・CMV 感染症の診断

CMV 感染（CMV infection）とは，血液やその他の検体から体内に CMV が同定される状態を意味し，臓器障害など臨床症状を伴う CMV 感染症（CMV disease）と区別する.

❶ CMV 感染の診断

以下のいずれかの所見が得られたとき活動性の CMV 感染と診断する．

①CMV 分離・同定

②CMV 抗原陽性多形核白血球の検出（CMV 抗原血症）

③PCR 法による CMV DNA または RNA の検出

※2020 年保険適用となり，今後使用されていくことが期待される．

④細胞・組織病理学的に CMV 感染細胞の証明

※抗原血症法について

①CMV が感染した白血球は lower matrix phosphoprotein 65（pp 65）を細胞表面に発現する．この pp65 に対するモノクロナール抗体（C10C11）を用いて，白血球 1.5×10^5 あたりの陽性細胞数を 2 枚のスライドで測定する．

②発症の約 10 日前から陽性となる．臨床症状・病勢を反映すると考えてよいが，半定量的検査であることを認識しておく．CMV 抗原陽性細胞数のカットオフ値は合計 10 個以上とし，治療開始している．当科では 50 個以上で入院治療の対象としている．

③D＋/R－は，CMV 抗原陽性細胞数が 1 つでも CMV 感染症と診断し治療を開始するべきと考えられる．

④Preemptive therapy の場合：（R＋ or D＋/R－）・移植後 3 カ月（12 週）は 1～2 週間に 1 回の測定が推奨される．

⑤Prophylactic therapy の場合：（D＋/R－）・予防投与終了後 3 カ月（12 週）は 1～2 週間に 1 回の測定が推奨される．

❷ CMV 感染症の臨床像および診断

①症状

発熱（38℃以上），倦怠感，関節痛，筋肉痛などの全身症状の他に，乾性咳嗽・呼吸困難（CMV 肺炎），悪心・嘔吐・腹痛・下痢・下血（CMV 胃腸炎，膵炎），視力低下（CMV 網膜

炎)，皮膚潰瘍などの局所症状がある．ステロイド投与などで発熱が伴わないこともあるため，注意が必要である．

②検査所見

骨髄抑制（白血球減少，血小板減少），異型リンパ球の出現，低タンパク血症などの全身所見の他に，CMV の侵襲部位によって，胸部異常（間質性）陰影・低酸素血症（CMV 肺炎），消化管潰瘍（CMV 胃腸炎），眼底出血（CMV 網膜炎），肝機能異常（CMV 肝炎）などの局所所見がある．

③ CMV 感染症の診断

基本的に侵襲部位あるいは臓器で CMV 感染の証明が必要であるが，CMV 網膜炎は特徴的な網膜所見のみでも診断される．組織からの検体採取が困難な場合もあり，その場合には，CMV 抗原血症検査や PCR 法の結果から臨床所見と併せて総合的に判断せざるを得ないこともある．

初感染例では，CMV 抗原血症検査が陽性化した時点で胸部 CT 検査および眼症スクリーニングを実施する．また，初感染・既感染を問わず呼吸器症状が発現した場合は，胸部 CT を実施する．CMV 肺炎では可能な限り気管支肺胞洗浄を行い，核内封入体細胞，DNA 血症法による CMV の確認を行うことが望ましい．同様に，消化器症状発現時には上部消化管内視鏡検査を行うことが望ましく，特に潰瘍病変では抗原が陽性化しないことがあるため，症状に応じ内視鏡検査を優先させる．生検により採取された材料で封入体細胞（Owl's eye）や免疫組織化学染色で pp65 陽性細胞を検出することが可能となる．

3. CMV 感染症の治療

❶抗ウイルス薬（バラガンシクロビル［VGCV］450 mg 1 日 1～2 回内服，ガンシクロビル［GCV］2.5～3 mg/kg 1日 1～2 回）

まず GCV 静脈内投与を行い，症状が軽減すれば VGCV 450～

900 mg/day 経口投与に変更する．腎機能により投与量，投与間隔を決定する．

❷免疫抑制薬減量

シクロスポリン ≦150ng/mL，タクロリムス ≦5ng/mL を目標に，MMF は 50％減量または中止．当科では初感染の場合減量を行っている．

例：セルセプト 500/500 → 250/250 に減量．

❸ガンマグロブリン投与

保険適用ではないが，重症化を予防する報告もあるため当科では基本的に投与している．

❹ G-CSF 投与

ノイトロジンは腎移植に伴う好中球減少症で保険適用がある．好中球数 1,500/mm^3（白血球数 3,000/mm^3）未満で皮下投与 2 μg/kg 1 日 1 回．

腎機能に応じたガンシクロビルの投与量

クレアチニンクリアランス	初期投与量	維持投与量
≧70	1 回 5 mg/kg，12 時間毎	1 回 5 mg/kg，24 時間毎
50～69	1 回 2.5 mg/kg，12 時間毎	1 回 2.5 mg/kg，24 時間毎
25～49	1 回 2.5 mg/kg，24 時間毎	1 回 1.25 mg/kg，24 時間毎
10～24	1 回 1.25 mg/kg, 24 時間毎	1 回 0.625 mg/kg，24 時間毎

腎機能に応じたバラガンシクロビルの投与量

クレアチニンクリアランス	初期投与量	維持投与量
≧70	1 回 900 mg，1 日 2 回	1 回 900 mg，1 日 1 回
50～69	1 回 450 mg，1 日 2 回	1 回 450 mg，1 日 1 回
25～49	1 回 450 mg，1 日 1 回	1 回 450 mg，2 日に 1 回
10～24	1 回 450 mg，2 日に 1 回	1 回 450 mg，週 2 回

アンチゲネミアによる治療効果判定と治療終了

抗ウイルス薬による治療中は週に 3 回の抗原血症法による検査

を行う．

抗ウイルス薬の治療期間は最短で２週間．抗原血症検査で２回陰性になったことを確認して治療終了，もしくは陰性となってから１週間後の治療終了が望ましい．

治療後はモニタリングとして1ヵ月毎に１年間程度継続する．

4. 高リスク群における対策

移植前にドナー・レシピエント双方の血清中抗 CMV IgG 抗体を測定して，ウイルス保有の有無を確認しておく．抗 CMV-IgG 抗体陽性であれば既感染，抗 CMV-IgM 抗体陽性であれば活動性初感染，いずれも陰性であれば未感染と考える．

抗 CMV-IgG 抗体が D＋/R－を高リスク群と考える．この場合の対策には，

❶**予防投与（Prophylactic therapy）**：CMV 感染の有無に関わらず VGCV 450～900 mg/day×最長で 200 日

❷**早期投与（Preemptive therapy）**：アンチゲネミア陽性で VGCV 450～900 mg/day 開始．CMV 感染症の場合，GCV 静脈内投与を先行させ，症状が軽減すれば VGCV 450～900 mg/day 経口投与に変更する．これとともに免疫抑制量の適正化・減量を考慮する．

欧米では❶が主流だが，本邦は❷を選択する施設が多い．

5. 難治性 CMV 感染症

腎移植後患者の腎機能においては治療量を減量せざるを得ず，結果として充分量の投薬ができず治療に難渋する場合がある．また，長期 GCV 治療継続・不適切な治療による耐性獲得が報告されている．当院では難治性 CMV 感染症に対して表１のように GCV の適用外使用を行っている．

ホスカルネットは，GCV 耐性ウイルスについては治療を考慮

表1 難治性 CMV 感染症に対する GCV 高用量投与法

<table>
<tr><td rowspan="2"></td><td colspan="4">〈参考：米国での標準的な本剤の減量の目安〉</td><td colspan="3" rowspan="2">〈今回の治療における最大投与量〉</td></tr>
<tr><td colspan="2">初期治療</td><td colspan="2">維持治療</td></tr>
<tr><td>腎機能(クレアチニンクリアランス：CCr)(mL/分)</td><td>用量(mg/kg)</td><td>投与間隔(時間)</td><td>用量(mg/kg)</td><td>投与間隔(時間)</td><td>腎機能(クレアチニンクリアランス：CCr)(mL/分)</td><td>用量(mg/kg)</td><td>投与間隔(時間)</td></tr>
<tr><td rowspan="2">≧70</td><td rowspan="2">5</td><td rowspan="2">12</td><td rowspan="2">5</td><td rowspan="2">24</td><td rowspan="5">≧30</td><td rowspan="5">5</td><td rowspan="5">12</td></tr>
<tr></tr>
<tr><td rowspan="2">50〜69</td><td rowspan="2">2.5</td><td rowspan="2">24</td><td rowspan="2">2.5</td><td rowspan="2">24</td></tr>
<tr></tr>
<tr><td rowspan="2">25〜49</td><td rowspan="2">2.5</td><td rowspan="2">24</td><td rowspan="2">1.25</td><td rowspan="2">24</td></tr>
<tr><td rowspan="2">15〜30</td><td rowspan="2">2.5</td><td rowspan="2">12</td></tr>
<tr><td rowspan="2">10〜24</td><td rowspan="2">1.25</td><td rowspan="2">24</td><td rowspan="2">0.625</td><td rowspan="2">24</td></tr>
<tr><td rowspan="3"><15</td><td rowspan="3">2.5</td><td rowspan="3">24</td></tr>
<tr><td rowspan="2"><10</td><td rowspan="2">1.25</td><td rowspan="2">透析後週3回</td><td rowspan="2">0.625</td><td rowspan="2">透析後週3回</td></tr>
<tr></tr>
</table>

するが，保険適用はない．副作用として腎機能障害が起こりやすいため，腎機能のモニタリングが必要である．また，UL54mutations ではホスカルネットに対しても耐性を持つ場合がある[1]．

文 献

1) Hantz S et al. J Antimicrob Chemother 2010；65：2628-40.
2) 日本臨床腎移植学会．腎移植後 CMV 感染症の診療ガイドライン．日本医学館，2011.

（林 千裕）

8 ニューモシスチス肺炎(PCP)・抗真菌薬

POINT

◎免疫抑制薬を内服する移植患者はPCPのハイリスク，重症化リスクがあるため，喀痰染色，β-D グルカン，PCR，胸部X線などの検査による診断が必要である．

◎治療法としては，免疫抑制薬の減量および中止，ST合剤の投与，呼吸不全に対するステロイドパルス療法，広域抗菌薬投与を行う．また，ST合剤の内服はPCP予防に有用である．

1. はじめに

ニューモシスチス肺炎（PCP）は，*Pneumocystis jirovecii* の感染による肺炎で，かつてはカリニ肺炎とよばれた．*Pneumocystis jirovecii* は真菌の一種であり，細胞性免疫機能が低下した患者に日和見感染を引き起こす．AIDS，白血病，長期ステロイド内服などにならび，免疫抑制薬の内服が必須となる移植患者は，PCP罹患のハイリスク群である．移植患者のPCPは定型的症状を欠き急激に悪化しやすく，ST合剤の副作用で腎機能低下も起こり得ること，抗真菌薬と免疫抑制薬の相互作用があることなどから診断と治療は困難となってくる．

2. 予防

移植後のST合剤（バクタ，ダイフェン）の予防内服は有用である．内服期間と用量は腎機能や副作用との兼ね合いにもよるが，移植1年以上経過してから集団でPCPを発症した例もあり，長期的な予防内服が必要である．当院ではPCPが散発的に発生した時期があり，ST合剤の開始は移植1週間後から週3回1日1錠で予防内服を行っている．ST合剤内服によりクレアチニンが上がることがある．腎機能が悪いと減量が将来的に必要となる．

（内服例）

バクタ配合錠®　月水金　1回1錠　朝食後

3. 症状

発熱，乾性咳嗽，呼吸困難が三主徴であるが，菌量が少ないのにも関わらず，より急激に症状が進行し，HIV-PCPよりむしろ高い割合（30〜60％）で重症化する．

4. 診断

典型的なX線所見は両側対称性のすりガラス陰影である．胸部HRCTは感度が高く，肺門優位（perihilar distribution with peripheral sparing）やモザイク状のすりガラス影が特徴的で，結節や空洞影を呈することもある．

診断は，喀痰や肺胞洗浄液のDiff-Quik染色やギムザ染色で栄養体を，グロコット染色や蛍光抗体法などでシストを検出するが，菌量に乏しく確認できないこともある．β-Dグルカンや PCRによる遺伝子検査も有効だが，ニューモシスチスは健常者の保菌率も高いため，総合的な判断が必要である．

β-Dグルカンは感度が高い（92〜94％）が特異度は低く，効果判定には使用できない．LDHは，特異度は低いが効果判定には使用できる．

5. 治療

治療に際しては，①免疫抑制薬（特にMMF）の減量および中止，②ST合剤の投与，③呼吸不全に対するステロイドパルス療法，④混合感染に対して広域スペクトラムの抗菌薬投与などを軸に行う．

ST合剤は1日量20〜80 mg/kg（6〜12錠）を3回に分け，内服もしくは点滴投与する．副作用のある場合に第二選択薬としてペンタミジン，アトバコンを用いる．*P. jirovecii* は通常の真菌と異なり細胞壁にエルゴステロールでなくコレステロールなどを含む．したがってこれを標的とするアムホテリシンBとアゾール系の薬剤は無効である．

6. その他の真菌感染症

真菌感染症は腎移植レシピエントに発生すると報告されており，ほとんどが *Candida* と *Aspergilus* によるものであり，その全体の頻度は減少傾向にあるものの，重症化した場合の死亡率は依然高い[1)]．

Candida 属は表在性カンジダ症と播種性カンジダ症に分類され，播種性カンジダ症は血液感染であり，多臓器に広がる病態である．

7. 抗真菌薬

❶キャンディン系

▶ミカファンギンナトリウム（ファンガード®）

欧米で健康人を対象に，タクロリムス，シクロスポリン，プレドニゾロンとミカファンギンの薬剤相互作用を検討した結果では，問題となる相互作用は認められていない．

①アスペルギルス症：通常，成人にはミカファンギゾンナトリ

ウムとして 50～150 mg 1 日 1 回点滴静注する．重症，難治性アスペルギルス症には症状に応じて増量できるが，1 日 300 mg（力価）を上限とする[2)]．

②カンジダ症：通常，成人にはミカファンギゾンナトリウムとして 50 mg 1 日 1 回点滴静注する．難治性カンジダ症には症状に応じて増量できるが，1 日 300 mg（力価）を上限とする．生食，ブドウ糖補液に溶解し（等張液とならないため注射用蒸留水は使用しない）[1)]，1 時間以上かけて投与する．体重 50 kg 以下の患者に対しては，体重換算で 1 日あたり，6 mg（力価）/kg を超えないこと．

❷ポリエンマクロライド系

▶アムホテリシン B（アンビゾーム®）

腎外性排泄（肝代謝）で透析性もほとんどない．そのため，腎不全患者でも常用量を投与する．処方例）2.5 mg/kg 1 日 1 回．

❸アゾール系

ミコナゾール（フロリード®），フルコナゾール（ジフルカン®），イトコナゾール（イトリゾール®）相互作用によりタクロリムスの血中濃度を高くする可能性が高い．

例）フルコナゾール 100 mg/day の使用にて血清濃度は約 1.4 倍に，200 mg/day の使用にて 3.1 倍に上昇するため，タクロリムスの投与量を約 50～60％に減量が推奨される[1)]．

▶フルコナゾール（ジフルカン®）

半減期が長いため 1 日 1 回の投与でよい．しかし，アスペルギルス症に対しては効果が弱い．腎機能正常者では，50～200 mg/day を 1 日 1 回投与する．腎不全患者では 50～200 mg を 24～48 時間毎に投与する．透析例では，50～200 mg を透析終了 1 回投与する．

Q & A

Q　いつ頃から真菌に感染しやすいか？

A　移植後は免疫抑制薬を内服するため，日和見感染症に罹患するリスクが高くなる．移植後1カ月後から注意が必要になる．

（永久知佳・宮坂　嶺）

memo

9 移植腎生検

POINT

◎移植腎生検は，検査目的によりベースライン生検（0 hour 生検，1 hour 生検），プロトコル生検，エピソード生検，フォローアップ生検に分類される．

1．移植腎生検の種類

❶ベースライン生検

①移植直前（0 hour）生検と血流再開後（1 hour）生検のどちらかあるいは両方が行われていることが多い．

② 0 hour 生検：移植後の移植腎生検所見の評価におけるベースライン情報，レシピエントの腎予後予測，ドナーの腎予後予測に有用である．特に移植後のプロトコル生検やエピソード生検時に認める組織像がドナーの持ち込み病変か，それとも新規発症（*de novo*）かを判断するのに非常に重要となる．

③ 1 hour 生検：Delayed graft function の原因を評価に有用である．当院ではルーチンでは実施していないが，症例に応じて実施することがある．

❷プロトコル生検

①移植腎生検の施行が移植領域において推奨されており，腎機能の増悪時以外にも定期的なプロトコル生検（protocol biopsy）を行う．

②各施設において施行されるプロトコル生検の時期や回数は異なるが，長期移植腎予後を改善する目的で施行されてきている．

表1　エピソード生検を検討する事項[1)]

sCr 上昇
急性拒絶反応治療後 sCr 改善を認めない
Delayed graft function（7～10 日毎に生検を検討）
腎移植後 1～2 カ月での sCr 低下不良
タンパク尿の新規発症
原因不明のタンパク尿（>3 g/gCr or 3 g/day）

③腎機能増悪などの拒絶反応の臨床症状がない場合でも，プロトコル生検による病理診断で偶発的に拒絶反応と診断されることも少なくない．同様に薬剤性腎障害や IgA 腎症などの一部の糸球体腎炎の再発が指摘されることもあり，治療介入の機会となり得る．

④移植後 3 カ月，1 年後のプロトコル生検はルーチンで行っている．

❸エピソード生検

腎機能増悪が認められた場合はエピソード生検（episode biopsy）を行い，増悪原因の精査加療目的に行う（**表1**）．

❹フォローアップ生検

拒絶治療 3 カ月後など，治療効果判定のための生検．

2. 概要

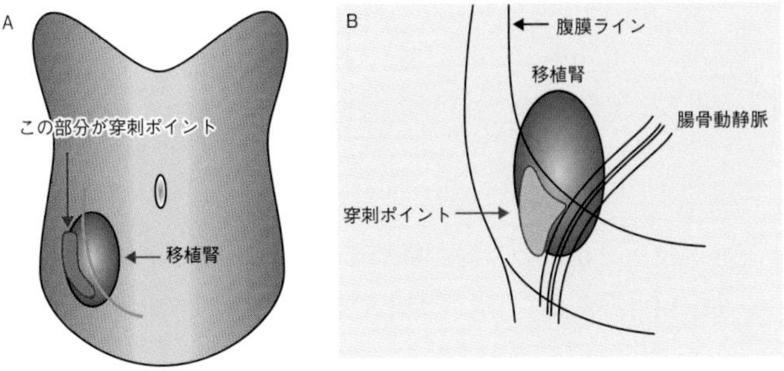

図1　穿刺ポイント

A：赤い線で囲まれたエリアを穿刺する.

B：Aの拡大図で腹腔と外腸骨動静脈を避けると，ピンクの部分が安全に穿刺できる範囲となる.

中極〜上極の外側あたりを狙うことになる．内側には針を絶対に向けない.

3. 生検準備

❶準備するもの

生検針，18 G 針，23 G カテラン針，キシロカイン，10 mL シリンジ，エコーカバー，イソジン綿球，アンギオロール，サージカルテープロール，滅菌穴あきオイフ，滅菌オイフ，滅菌手袋(穿刺者と補助者)，生理食塩水 20 mL，鑷子，防水シーツ，防水ロール，傷口に貼るテープ，ガーゼ4つ切り，ガーゼ8つ切り，砂嚢1 kg分，シャーレ，エコーアタッチメント，病理伝票.

女性の場合，尿カテを希望する人は尿カテを挿入．男性は大体尿瓶で可能.

❷手順

生検を開始する前に十分量の糸球体がとれているか検体を確認することができる準備を整えておくこと（顕微鏡の決定．技師がいる施設では技師への連絡).

①エコーで移植腎を確認する.

1 2 3 4 5 6

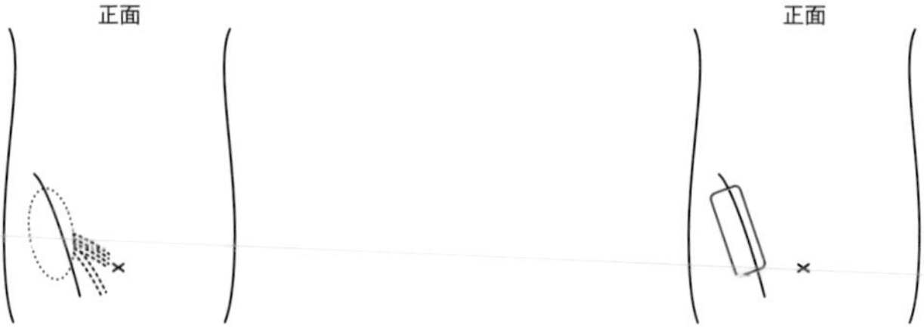

②穿刺位置を決めたら局所麻酔を行い，18 G で穿刺ポイントをつついてカッティングする．

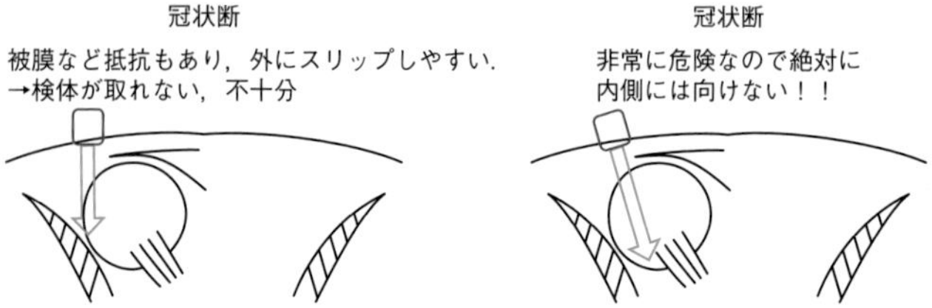

③スリップせずに十分な検体をとるために，補助者に下図のように臍側に向かってテンションをかけてもらう．その状態で穿刺針を腎直上まで進める．

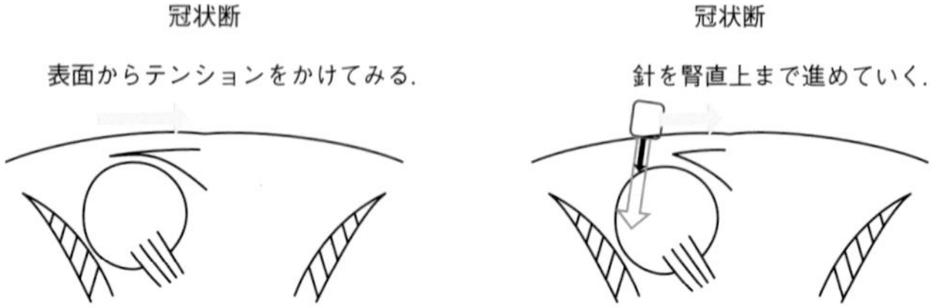

④腎皮膜まで針を押し込む（ここが硬い人もいる）．また腎皮膜は麻酔が効かないため，たいていの患者が痛みを訴える．皮膜を破ったら，針先を腎皮膜ギリギリまで戻す（戻しすぎるとスリップするので注意）．

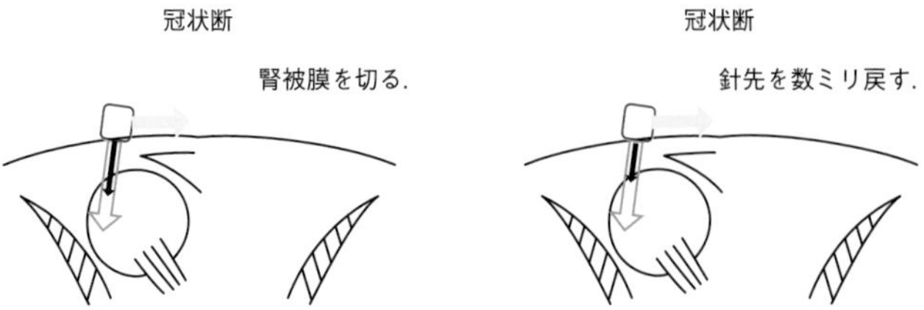

⑤穿刺する.

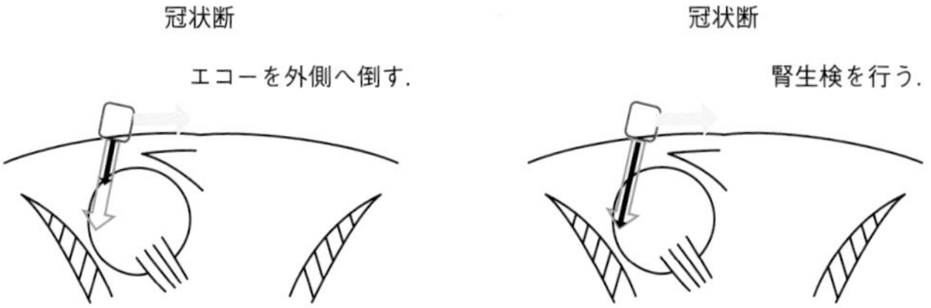

⑥顕微鏡で糸球体を確認し，不十分であれば再度穿刺する.

⑦終了の場合は，エコーで血腫や穿刺部位の血流がないことを確認してから，傷にテープを貼る．その上にアンギオロールを乗せ，腹部の大きさに合わせて切った3枚の伸縮サージカルテープで固定する.

❸病理伝票の記入方法

診断に必要な情報を十分に記入する．移植日，ドナーの年齢，適合，不適合，DSAの有無，原疾患，免疫抑制薬，直近Cr，尿タンパクの有無等．プロトコル，エピソード，フォローアップのどの生検に該当するのかも重要である.

①0 hour生検例：原疾患腎硬化症

2015年8月血液透析導入.

2022年7月12日妻（58歳）をドナーとするO型からA型への血液型不一致生体腎移植施行．妻には特記すべき既往なし.

術前免疫抑制薬はタクロリムス，ミコフェノール酸モフェチル，メチルプレドニゾロン，バシリキシマブ．0 hour 生検目的．

→0 hour 生検では，ドナーの情報（続柄，年齢，既往）を中心に記載する．

②プロトコル生検例：原疾患糖尿病性腎症

2021 年 10 月 10 日夫（65 歳）をドナーとする A 型→O 型の血液型不適合生体腎移植施行．DSA 陰性．

導入免疫抑制薬はタクロリムス，ミコフェノール酸モフェチル，メチルプレドニゾロン，リツキシマブ．脱感作のため DFPP2 回施行．

1 年後プロトコル生検目的．直近 Cr 1.4 mg/dL，尿タンパク陰性．

→腎機能は安定しているが，病理学的な拒絶の有無についても精査する．また夫も比較的高齢であり持ち込みの動脈硬化などがある可能性がある．

③エピソード生検例：原疾患 IgA 腎症

2021 年 8 月 20 日母（63 歳）をドナーとする A 型→A 型の血液型適合生体腎移植施行．DSA 陰性．

導入免疫抑制薬はタクロリムス，ミコフェノール酸モフェチル，メチルプレドニゾロン．術後経過問題なく，Cr 0.9〜1.1 mg/dL 程度で推移していたが 2021 年 10 月 5 日ごろより血尿出現および Cr 2.3 mg/dL まで上昇あり．尿中 BKV，血中 BKV は提出中．

→鑑別として，拒絶や BK ウイルス腎症，IgA 腎症再発等が鑑別に上がる．病理医にそのような視点で見てもらうため，必要な情報を載せる．

文　献

1）Kasiske BL et al. KDIGO clinical practice guideline for the care of kidney transplant recipients：a summary.

（大木里花子）

10 移植腎病理

POINT

◎移植腎病理は，移植腎機能障害時に拒絶反応や感染症の有無等を鑑別する上で必須の検査である．

1. 病理診断の役割

- 腎移植症例を管理する上で移植腎生検は避けられない検査の一つである．
- 移植腎生検検体から有用な情報を抽出することは，腎移植のより良いマネジメントのために有効である．
- 移植腎機能障害時は，免疫が関与する病態（拒絶反応）と免疫が直接関与しない病態（腎血流障害，CNI 腎症や BK ウイルス腎症など）がある．これらは治療法が大きく異なる（ときに相反する）ため，慎重な診断を要する．
- さらに拒絶反応においても，細胞性拒絶か抗体関連型拒絶か，によって使用する薬剤が異なるため，病理学的な鑑別が重要である．
- 病理所見のみならず，発症時期，活動性所見（急性か慢性か），尿所見，超音波検査所見，血清学的ウイルス証明，免疫学的検査所見などの臨床所見を加味して総合的に判断する必要がある．

2. 生検標本の種類

❶光学顕微鏡（light microscopy：LM）：迅速診断（凍結）標本，永久（ホルマリン）標本，免疫染色（酵素抗体法）
❷蛍光抗体法（immunofluorescence：IF）：凍結標本での免疫染色
❸電子顕微鏡（electron microscopy：EM）：微細構造の観察

❶光学顕微鏡（LM）

①迅速診断（凍結）標本

術中所見に異常が認められたときに行うことが多い．約1時間程度で診断することが可能．しかし通常HE染色のみで行われ，凍結によるアーチファクトも強い．

②永久（ホルマリン）標本

少なくとも24時間～数日間の時間を要する．

代表的な染色法[1)]

・HE（Hematoxylin & Eosin）染色

ヘマトキシリンにより核が青紫～暗紫色に，エオジンにより細胞質と膠原線維が淡紅～濃桃色に染色される．糸球体係蹄内の管内増殖病変やワイヤーループ病変，間質の浸潤細胞の構成を判別するのに役立つ．

・PAS（Periodic Acid-Schiff）染色

基底膜およびメサンギウム基質がPAS反応陽性を示し，赤紫色を呈する．糸球体・尿細管・血管の各基底膜，メサンギウム基質のほかに，近位尿細管刷子縁などがPAS陽性を示すため，全体の構造を把握するのに有用．炎症細胞種の判別にはあまり有用ではなく，赤血球の認知は精度が低い．

・PAM（Periodic acid-methenamine silver）染色

基底膜（糸球体毛細血管，尿細管細胞の基底膜），メサンギウム基質を黒色に，間質の膠原線維を黒褐色に染色する．糸球体毛細血管基底膜病変（スパイク形成，二重化など）の評価に有用である．

・Masson（Masson's trichrome）染色

膠原線維を青色（アニリン青）に，核を黒色（鉄ヘマトキシリン），細胞質や免疫複合体，血栓を赤色（酸フクシン）に染色する．間質の線維化（青）や糸球体に沈着した免疫複合体（赤）が鮮明に同定できる．さらに，弾性線維を明瞭にするため，Elastica-Masson 染色も有用である．

・酵素抗体法（免疫組織化学 Immunohistochemistry：IHC）

免疫染色で，拒絶反応（C4d）や感染症（SV40）の観察に用いられる．通常，パラフィン切片で行われるため光学顕微鏡標本と所見を対比できることから部位診断に有用である．

❷蛍光抗体法（immunofluorescence study：IF）

凍結切片において，糸球体に沈着している物質（IgG，IgA，IgM，C1q，C3，κ 鎖，λ 鎖）の同定に免疫染色を用いる．加えて，抗体関連型拒絶反応を評価する目的で C4d を染色する．

また，0 hour 生検でのドナー由来の持ち込み腎症（IgA 腎症など）やレシピエントの原疾患の影響などを観察するために用いられる．

❸電子顕微鏡（electron microscopy：EM）

自己腎生検では，電子顕微鏡所見がないと確定診断ができない腎疾患は多い．移植腎生検では，レシピエントの腎疾患再発の評価だけでなく，抗体関連型拒絶反応による，糸球体毛細血管や傍尿細管毛細血管の基底膜多層化の評価に必須である．必ず電顕用のサンプルは確保しておき，必要時に電顕で評価できるよう準備しておく必要がある．

3. 適切な診断のための標本条件

❶移植腎組織変化は patchy に生じることがあるために，信頼性のある試料（adequacy）を得ることが重要である．国際診断

基準（Banff 分類）では 7 個以上の糸球体と複数の動脈が含まれる生検を信頼性のある試料としている[2)].

❷針生検では採取組織片は，1～3 本程度の施設が多く，当院でも腎皮質を含んだ組織片を 2 本は採取するようにしている．上記のように LM，IF，EM の各検査用に十分な組織片採取が望ましい．組織片は迅速に 3 つにとりわけて，ホルマリン固定（LM），液体窒素等による凍結（IF），グルタールアルデヒド固定（EM）する必要がある．

4. 病理から考える拒絶の鑑別

❶メカニズムによる分類（表 1）

表1　メカニズムによる拒絶の分類

	ターゲット	病理
acute/active TCMR	尿細管上皮細胞；腎臓に最も豊富にある細胞	間質の炎症（i lesion） 尿細管炎（t lesion）
	動脈	動脈炎（細動脈・静脈は含まない）（v lesion） 動脈内膜炎（内皮細胞直下に細胞浸潤） 全層性動脈炎（筋層全層に細胞浸潤）
acute/active AMR	毛細血管（糸球体，傍尿細管）の内皮細胞：免疫細胞や抗体にとって，最初に出会う異物・他人	糸球体炎（g lesion） 傍尿細管毛細血管炎（peritubular capillaritis）（ptc lesion） 傍尿細管毛細血管に C4d 陽性（IF/酵素抗体法）
	動脈	動脈炎（細動脈・静脈は含まない）（v lesion） 動脈内膜炎（内皮細胞直下に細胞浸潤） 全層性動脈炎（筋層全層に細胞浸潤）

TCMR：T cell mediated rejection, AMR：antibody mediated rejection

・動脈炎（v lesion）は，TCMR，AMR のどちらでも起こりうる．
・C4d：Donor-Specific Antibody（DSA）が傍尿細管毛細血管内皮細胞に結合し補体が活性化，C4d が生成され共有結合により周囲の組織に強固に（共有結合で）沈着する．ABO 不適合腎移植ではメカニズム不明であるが，抗体関連型拒絶反応がなくても，C4d 陽性になることがある．

5. 活動性による分類（表 2）

❶ acute・chronic とは

腎病理では acute と active は同義であり，chronic は inactive を意味する．

acute，chronic という用語は移植後の長さ（期間）とは関係ない．acute/active であれば治療に反応しやすいが，chronic/inactive であれば治療に反応しにくい．

❷ chronic active とは

Active な病変と chronic な病変の両方があるということ．

①慢性活動性 T 細胞性拒絶反応（chronic active TCMR：CA TCMR）

瘢痕部の炎症（i-IFTA）に加えて，中等度以上の尿細管炎（t）を有する．

②慢性活動性抗体関連型拒絶反応（chronic active AMR：CA AMR）

表 2　活動性による拒絶の分類

	acute	chronic
TCMR（T cell mediated rejection）	線維化のない間質での炎症 萎縮のない尿細管での尿細管炎	線維化のある間質の炎症 萎縮した尿細管での炎症
AMR（antibody mediated rejection）	糸球体炎 傍尿細管毛細血管炎	糸球体毛細血管・傍尿細管毛細血管の基底膜多層化

糸球体毛細血管や傍尿細管毛細血管基底膜の多層化（慢性所見）に加えて，糸球体炎，傍尿細管毛細血管炎（PTCitis）などの active AMR の所見を有する．

6. Banff score（表3）

表3 Banff score

Banff lesion	略語	Score	0	1	2	3
Tubulitis	*t*		0	1–4	5–10	> 10
Interstitial inflammation	*i*		< 10%	10–25%	26–50%	> 50%
Intimal arteritis	*v*		0	< 25% luminal area lost	≥ 25% luminal area lost	Transmural and/or fibrinoid change and medial smooth muscle necrosis
Glomerulitis	*g*		0	< 25%	25–75%	> 75%
Peritubular capillaritis	*ptc*		< 10%	≥ 10% max 3–4 cells	≥ 10% max 5–10 cells	≥ 10% max > 10 cells
C4d	*C4d*		none	< 10% of ptcs	10–50% of ptcs	≥ 50% of ptcs
Tubular atrophy	*ct*		none	≤ 25%	26–50%	> 50%
Interstitial fibrosis	*ci*		< 5%	6–25%	26–50%	≥ 50%
GBM double contours	*cg*		none	1a；only by EM 1b；≤ 25% by LM	26–50%	> 50%
Vascular fibrous intimal thickening	*cv*		none	≤ 25%	26–50%	> 50%
Total inflammation	*ti*		< 10%	10–25%	26–50%	> 50%
Inflammation in the area of IFTA	*i-IFTA*		< 10%	10–25%	26–50%	> 50%

プレパラートを鏡検する際には，以下の Banff Score 表に書き込んでいく．その際には，7 の Banff 分類病変スコア表を参照しながら，診断するとよい．

7. Banff 分類病変スコア表（表 4）

表 4　acute/active 各病変のスコアリング（文献 3 より改変）

Tubulitis (t) score（萎縮のない尿細管で評価）

t0：尿細管への細胞浸潤なし

t1：尿細管横断面または 10 個の尿細管上皮細胞あたり 1～4 個の細胞浸潤

t2：尿細管横断面または 10 個の尿細管上皮細胞あたり 5～10 個の細胞浸潤

t3：1 横断面あたり＞10 個の白血球浸潤，または i2/3 と t2 を伴う尿細管基底膜断裂が 2 箇所以上で認められる

Mononuclear cell interstitial inflammation (i) score（皮質間質の非荒廃領域で評価）

i0：間質への細胞浸潤なし，もしくは皮質間質 10%未満への細胞浸潤

i1：皮質非荒廃領域の 10～25%に炎症

i2：皮質非荒廃領域の 26～50%に炎症

i3：皮質非荒廃領域の＞50%に炎症間質への細胞浸潤が皮質の 50%以上.

Vasculitis (v) score（2 層以上の筋層を持つ動脈で評価）

v0：動脈内膜炎なし

v1：1 箇所以上の横断面で，軽度～中等度の動脈内膜炎

v2：1 箇所以上の横断面で，内腔の 25%以上を占める高度の動脈内膜炎

v3：全層性動脈炎，かつ・またフィブリン形成や中膜平滑筋壊死を伴うリンパ球浸潤を認める

Glomerulitis (g) score（還流のよい糸球体で評価）

g0：糸球体炎なし

g1：全糸球体の 25%未満の糸球体に分節性ないし全節性の糸球体炎を認める

g2：全糸球体の 25～75%に分節的または全節性の糸球体炎を認める

g3：＞75%の糸球体に分節性ないし全節性の糸球体炎を認める

Peritubular capillaritis (ptc) score（皮質の傍尿細管毛細血管 PTC で評価）

ptc0：＜3 個の白血球

ptc1：＞10%の PTC に 1 個以上の白血球を認め，かつ最も強いところで 3～4 個の白血球浸潤

ptc2：＞10%の PTC に 1 個以上の白血球を認め，かつ最も強いところで 5～10 個の白血球浸潤

ptc3：＞10%の PTC に 1 個以上の白血球を認め，かつ最も強いところで＞10 個の白血球浸潤

C4d 染色性(c4d)score（瘢痕や梗塞のない皮質や髄質の PTC で評価）

C4d0：陰性 0%

C4d1：わずかな C4d 染色性/陽性所見 PTC の<10%

C4d2：局所的な C4d 染色性/陽性所見 PTC の 10〜50%

C4d3：びまん性の C4d 染色性/陽性所見 PTC の>50%

Tubular atrophy(ct)score（尿細管の径が 1/2 以下になったものを萎縮ととる）

ct0：皮質に尿細管萎縮を認めない

ct1：皮質 25%までの尿細管萎縮（軽度尿細管萎縮）

ct2：皮質 26〜50%までの尿細管萎縮（中等度尿細管萎縮）

ct3：皮質>50%の尿細管萎縮（高度尿細管萎縮）

Interstitial fibrosis(ci)score

ci0：皮質 5%までの間質線維化

ci1：皮質 6〜25%までの間質線維化（軽度間質線維化）

ci2：皮質 26〜50%までの間質線維化（中等度間質線維化）

ci3：皮質>50%の間質線維化（高度間質線維化）

Transplant glomerulopathy(cg)score（最も所見の強い糸球体で評価）

cg0：糸球体毛細血管基底膜（GBM）の二重化像が光顕でも電顕でも確認できない

cg1a：GBM 二重化像が光顕では見られないが，電顕では少なくとも 3 カ所以上みられ（一部ないし全周），内皮細胞腫大や内皮下の浮腫状拡大を伴う

cg1b：GBM 二重化像が，最も程度の強い非硬化糸球体で 1〜25%に認められる

cg2：GBM 二重化像が，最も程度の強い非硬化糸球体で 26〜50%に認められる

cg3：GBM 二重化像が，最も程度の強い非硬化糸球体で>50%に認められる

Fibrous intimal thickening(cv)score

cv0：慢性の血管変化を認めない

cv1：内弾性板の断裂，泡沫細胞や単核球の浸潤を伴う内膜線維化による動脈内腔の 25%までの狭窄

cv2：動脈内腔の 26〜50%の狭窄を示す cv1 よりも高度な病変

cv3：動脈内腔の 50%以上の狭窄を示す高度の血管病変

Total inflammation(ti)score（瘢痕部＋非瘢痕部の皮質で評価）

t0：間質炎症なし，あってもごく軽度の間質炎（全皮質の< 10%）

t1：全皮質の 10〜25%を占める間質炎

t2：全皮質の 26〜50%を占める間質炎

t3：全皮質の>50%を占める間質炎

IFTA（間質線維化・尿細管萎縮）領域の炎症(i-IFTA)score

i-IFTA0：瘢痕部の炎症がないか，瘢痕部の 10%未満を占める間質炎（もし，IFTA が皮質の 10%未満である場合，炎症の有無に関わらず i-IFTA0 とする）

i-IFTA1：皮質荒廃領域の 10〜25%を占める間質炎

i-IFTA2：皮質荒廃領域の 26〜50%を占める間質炎

i-IFTA3：皮質荒廃領域の>51%の間質炎

8. Banff 診断カテゴリーとクライテリアグループ

6，7 で Banff score をつけたら，以下を参照して診断をつける．診断カテゴリーおよびクライテリアについて，文献 3 より特に重要なものを示す．

❶診断カテゴリー

① TCMR

Suspicious（Borderline）For Acute TCMR

- Acute TCMR IA
- Acute TCMR IB
- Acute TCMR ⅡA
- Acute TCMR ⅡB
- Acute TCMR Ⅲ
- Chronic Active TCMR Grade IA
- Chronic Active TCMR Grade IB
- Chronic Active TCMR Grade Ⅱ

② AMR

- Active AMR
- Chronic Active AMR
- Chronic AMR

・現行の Banff 分類では vascular rejection は TCMR の中にだけみられるが，AMR で生じることも知られている．

・Chronic Active TCMR Grade Ⅱ（T 細胞によって起こる慢性活動性の vascular rejection）については今後 Banff 会議で検討が必要と考えられている．

❷診断カテゴリーと診断クライテリア

① TCMRの診断

表3のBanff scoreを元に，**表5**を参照し，以下の診断（カテゴリー）を決める．

表5　TCMRの診断

診断カテゴリー：TCMR
Suspicious（Borderline）For Acute TCMR t>0 AND i≤I または t1 AND i≥2
Acute TCMR IA i≥2 かつ t2 Acute TCMR IB i≥2 かつ t3 Acute TCMR II A i，t スコアにかかわらず v1 Acute TCMR II B i，t スコアにかかわらず v2 Acute TCMR III i，t スコアにかかわらず v3 Chronic Active TCMR Grade IA ti≥2 AND i-IFTA≥2 AND t2 Chronic Active TCMR Grade IB ti≥2 AND i-IFTA≥2 AND t3 Chronic Active TCMR Grade II 単核球浸潤を伴う動脈内膜の線維化

② AMR の診断

表 3 の Banff score，**表 7** のクライテリアグループを元に，**表 6** を参照し，以下の診断（カテゴリー）を決める．

表 6　AMR の診断

診断カテゴリー：AMR
Active AMR クライテリアグループ 4 なし(AMR の I 慢性所見) かつ クライテリアグループ 1 のうち少なくとも 1 つ（活動性 AMR) かつ クライテリアグループ 2 のうち少なくとも 1 つ（抗体と内皮細胞の反応性) かつ クライテリアグループ 3 のうち少なくとも 1 つ(DSA あるいはそれに相当するもの)
Chronic Active AMR クライテリアグループ 4 のうち少なくとも 1 つを満たす(AMR の慢性所見) かつ クライテリアグループ 2 のうち少なくとも 1 つを満たす（抗体と内皮細胞の反応性) かつ クライテリアグループ 3 のうち少なくとも 1 つを満たす(DSA あるいはそれに相当するもの) Chronic AMR 毛細血管基底膜の多層化 かつ クライテリアグループ 2 を満たさないが，過去に Active AMR, Chronic Active AMR, あるいは DSA の診断・既往がある

表7　診断クライテリア

クライテリアグループ1（活動性 AMR） -$g>0$（糸球体腎炎を除外）および/または $ptc>0$（TCMR やボーダーラインのない領域で判断） -$v>0$ -acute TMA の所見（aHUS など AMR 以外による TMA を除外） -急性尿細管傷害（虚血など AMR 以外に急性尿細管傷害を除外）
クライテリアグループ2（抗体と内皮細胞の反応性） -$C4d>1$（IF）あるいは $C4d>0$（酵素抗体法） -中等度以上の微小血管炎（$g+ptc>1$）（g については *de novo* 糸球体腎炎を除外し，ptc については間質炎のない領域で判断）；もし，ボーダーライン，acute TCMR や感染症が見られた場合は，$g+ptc>1$ では不十分で，$g>1$ であることが必要 -組織において AMR と関連する遺伝子発現が上昇
クライテリアグループ3（DSA あるいは，それに相当するもの） -DSA（抗 HLA あるいは他の抗体） -$C4d>1$（IF）あるいは $C4d>0$（酵素抗体法） -組織において AMR と関連する遺伝子発現が上昇
クライテリアグループ4（AMR の慢性所見） -$cg>0$（AMR 以外による TMA を除外） -皮質の傍尿細管毛細血管基底膜が1箇所で7層以上，または2箇所で5層以上 -新規に形成された動脈（拒絶反応以外の原因を除外）

Q & A

Q　CATCMR や CAAMR の治療はあるか？

A　CATCMR や CAAMR に対する治療についてはエビデンスが不明確である．Kung らの報告では，CATCMR に対しステロイド単独治療，ATG，またはその両者を行い，20%の症例では治療効果があったが，重度の尿細管炎や組織内へのマスト細胞の浸潤を認める症例では治療抵抗性であった[4]．CAAMR に対しては DSA の生成を押さえる治療が中心となり，IVIG やエクリズマブ，ボルテゾミブなどの使用が報告されているが，明らかな治療効果は出ていない[5]．

Q & A

Q　IF/TA の臨床上の重要性とはなにか？

A　IF/TA（間質線維化／尿細管萎縮）は interstitial fibrosis/tubular atrophy の略であり，正常な皮質構造に代わって間質の線維化が広がる状態をいう．IF/TA は病因に関係なく移植腎障害の最終型とされていたが，現在 IF/TA の進行はグラフトロスの予測因子とされている[6]

文　献

1）日本腎臓学会・腎病理診断標準化委員会・日本腎病理協会．腎生検病理アトラス．東京医学社，2010.
2）Solez K et al. Kidney Int 1993；44：411-22.
3）Roufosse C et al. Transplantation 2018；102：1795-814.
4）Kung VL et al. Kidney Int 2021；100：391-400.
5）Bohmig GA et al. Transpl Int 2019；32：775-88.
6）Mannon B et al. Am J Transplant 2010；10；2066-73.

（北島一樹・大木里佳子・山下倫史）

memo

MEMO

第4章

移植後後期（術後6～12カ月以降）

1 維持期の移植腎機能障害

POINT

◎維持期（移植後数年以上）の移植腎機能障害の原因としては拒絶反応も念頭に置く必要があるが，再発腎炎，CNI 腎症，ウイルス性腎症，動脈硬化性変化など多岐にわたる鑑別を行う．

腎移植外来では，血清 Cr などの移植腎機能マーカーのほかに，免疫抑制薬血中濃度，尿・蓄尿検査，ウイルス感染症関連など，定期的に全身検索がなされている．特に腎移植後のタンパク尿の出現が移植腎の予測因子となり，重要なマーカーである．

維持期の移植腎機能障害としては表 1 を想定して診療にあたる．診断の概要フローチャートを図 1 に示す．移植腎機能予後に最も影響を与える拒絶反応と，免疫抑制薬腎症やその他の腎病変とでは治療方針がまったく反対となることがあり迅速かつ正確な移植腎生検診断が治療方針決定のために重要となる．

表 1　維持期の移植腎機能障害

1. 免疫学的移植腎機能障害	
急性拒絶反応	
慢性拒絶反応	
2. 非免疫学的移植腎機能障害	
糸球体過剰濾過	糸球体高血圧
免疫抑制薬腎症	CNI 腎症
再発腎炎	糸球体腎炎，FSGS，糖尿病性腎症
間質性腎炎	薬剤性，尿路感染症，ウイルス性腎症（BK, JC, Adeno, CMV）
動脈硬化性変化	高血圧症，脂質異常，肥満
移植腎老化	
その他	NODAT，排尿障害，VUR，尿路結石，移植腎動脈狭窄，怠薬

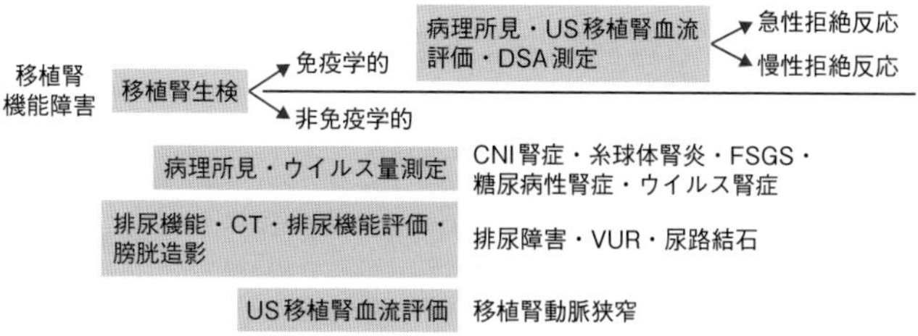

図 1　診断の概要フローチャート

（北島和樹）

memo

2 再発腎炎

POINT

◎原発性糸球体腎炎はほぼすべて免疫学的機序を介しており，移植腎に再発する可能性がある．

◎再発腎炎は拒絶反応に次ぐ移植腎喪失の原因であり，移植前に十分に再発率やグラフトロスについて説明を行う必要がある．

1. 各疾患の再発率および臨床経過

原疾患	再発率	臨床経過その他
IgA 腎症	5 年で 5.1%，10 年で 10.1%，15 年で 15%[1]	再発後 5 年生着率 58%[1]
FSGS（一次，二次含む）	5 年で 7.3%，10 年で 9.0%，15 年で 11%[1]	再発後 5 年生着率 57%[1]
膜性腎症	5 年で 10%，10 年で 16%，15 年で 18%[1] ※二次性の場合現病がコントロールされていれば再発リスクはない	再発後 5 年生着率 59%[1]
MPGN	移植後 5 年で 11.8%，10 年で 15.6%，15 年で 18.9%[1]	再発後 5 年生着率 30%[1]
C3 腎炎	50%以上	25%でグラフトロス
DDD	80～100%[3] 移植後 1～2 年で再発	86% グラフトロス[4]
PGNMID	高率[5] 数年～数か月で再発	不明だが，移植後早期のメチルプレドニゾロンやリツキシマブ投与が有効． 当院ではボルテゾミブが有効であった症例もある[6]．

LCDD	50%以上[7)	原疾患のコントロールによる
抗 GBM 疾患	まれ[8)	少なくとも 6 カ月間，病勢が安定して，抗 GBM 抗体価が 12 カ月以上陰性となっていることを確認してから腎移植を行う[9).
ANCA 関連血管炎	10%[10)	再発の 20%で腎機能障害を認めるが，免疫抑制薬の増量に反応する．寛解後 1 年後以降に腎移植を予定する．
ループス腎炎	プロトコール生検からのサブクリニカルな再発は 54%[11) だが，臨床的に明らかな再発は 2～11%と少ない[12).	腎生着年数と患者生存は，非ループス腎炎からの腎移植と比べて変わりがない[13). 透析を 3～6 カ月行い，ステロイドが 10 mg/day 以下になってから腎移植を行うことが推奨されている[14).
aHUS	移植後の再発率は変異部位により異なり，CFH や CFI の変異では 50～100%，MCP の変異では，15～20%程度の移植後再発する[15).	以前は高い再発率・グラフトロス率から再発リスクの低い MCP 単一の遺伝子変異症例以外の移植は推奨されなかったが，エクリズマブの普及により，aHUS 移植症例の増加および予後の改善が見込まれる．
STEC-HUS や二次性 TMA	通常再発しない．	
糖尿病	100%	最終的に再発するが，グラフトロスの原因となることはまれ．

2. 所見および検査

自己腎と同様の経過をたどり，通常，タンパク尿，赤血球円柱を伴う顕微鏡的血尿，移植腎機能の低下を認める．診断には移植腎生検が必要である．

3. 再発リスクと管理

免疫抑制薬増量やリツキシマブで再発を抑えられるとする報告は種々の疾患であるものの，FSGSおよびHUSを除いて有用な，特定の治療はないとされる．一般的なCKD管理，タンパク尿症例でのRAS阻害薬使用が治療の基本となる．

❶ IgA腎症

①再発リスク：先行的生体腎移植，HLA型（A2, B8, 12, 35, 46, DR4），ドナーとレシピエントのHLAマッチが良い，血清IgA高値，若年レシピエント，DSA（donor specific antibodies）陽性など[1,16]．原疾患が急速進行性腎炎症候群で末期腎不全に至る疾患活動性の高い例で，早期の移植は高率に再発する．

②治療：リツキシマブについては，活動性の高い3症例に使用して有効との症例報告がある[17]．当院では腎移植導入時全例でリツキシマブ投与を行っている．再発後はステロイドパルスや扁桃摘出を行うことが多い．

❷ FSGS

①再発リスク：症状の出現から3年以内に末期腎不全に至る病勢，過去の移植でのFSGS再発，小児など[1]

②治療：血漿交換が普及しており，再発の原因となる循環因子を除去するとされている．当院では月1回連続3日間の血漿交換を行っているケースが多い．RAS阻害薬が有効であるほか，リツキシマブや高用量ステロイドなどの治療が挙げられる．

❸膜性腎症

①再発リスク：M型ホスホリパーゼA2（PLA2R）高値[18]

②治療：タンパク尿が1g以下の時は，RAS阻害薬によるタンパク尿と血圧の管理を図る．1g以上のタンパク尿で腎機能低下を認める場合はリツキシマブを使用する．

Q & A

Q 原疾患が不明のレシピエントに移植をする場合はどのような注意が必要か？

A 原疾患不明の症例の場合は，術後予期せず腎炎が再発してくるケースがある．そのため，術前の病歴の詳細な取り直し（腎不全に至るまでのエピソード，腎生検の有無，家族歴），血液での腎炎スクリーニングを行うなど，可能な限り術前に疾患を特定する努力を行うべきである．また，患者にもあらかじめ再発腎炎のリスクについて触れておくことが望ましい．

文 献

1）Allen PJ et al. Kidney Int 2017；92(2)：461-9.
2）Briganti EM et al. N Engl J Med 2002；347(2)：103-9.
3）Zand L et al. J Am Soc Nephrol 2014；25(5)：1110-7.
4）Regunathan-Shenk R et al. Am J Kidney Dis. 2019；73(3)：316-23.
5）Nasr SH et al. Clin J Am Soc Nephrol 2011；6(1)：122-32.
6）Oki R et al. J Nephrol 2022；35：1289-93.
7）Leung N et al. Am J Kidney Dis 2004；43：147-53.
8）Floege J. Nephrol Dial Transplant 2003；18(7)：1260-5.
9）Netzer KO et al. Nephrol Dial Transplant 1998；13(6)：1346-8.
10）Moran S, Little MA. Curr Opin Rheumatol 2014；26(1)：37-41.
11）Norby GE et al. Ann Rheum Dis 2010；69(8)：1484-7.
12）Contreras G et al. J Am Soc Nephrol 2010；21(7)：1200-7.
13）Norby GE et al. Arthritis Rheum 2011；63(3)：733-7.
14）Ponticelli C, Moroni G. Lupus 2005；14(1)：95-8.
15）Zuber J et al. Nat Rev Nephrol 2011；7(1)：23-35
16）Uffing A et.al. CJASN 2021；16(8)：1247-55.
17）Chancharoenthana W et al. Rituximab for Recurrent IgA Nephropathy in Kidney Transplantation：A Report of 3 Cases and Proposed Mechanisms. Nephrology （Carlton). 2016 Jan 12.
18）Kattah A et al. Am J Transplant 2015；15(5)：1349-59.

（別府寛子）

3 悪性腫瘍およびPTLD

POINT

◎移植後に発生する悪性腫瘍にはレシピエントがもともと保持していたもの，ドナー由来のもの，移植後に新規で発生するものがある．移植後主に問題となるのは新たに発生する（*de novo*）悪性腫瘍である．

◎移植後の患者は一般の人に比べ悪性腫瘍の発生頻度が増加するため，定期的なスクリーニング検査を行うことが推奨される．

1. 移植と悪性腫瘍

腎移植後の患者は一般人口に比べ悪性腫瘍の発生頻度が増加（2.5～5倍）することが知られている．末期腎不全自体が悪性腫瘍の危険因子であること，HPVなど腫瘍発生母地となる感染症に易感染となることに加え，免疫抑制薬内服が腫瘍免疫を低下させることによるものである．免疫抑制薬が悪性腫瘍を増加させる理由として，抑制薬によるNK細胞の減少，T細胞機能の低下，免疫抑制作用を持つ制御性T細胞の数が増えることなどにより癌監視効果が減ることが考えられている．

ほぼすべての癌種で，一般人口に比べ罹患率は上がるが，自己腎癌，非メラノーマ性皮膚癌，リンパ腫，肝癌，甲状腺癌などが，移植後特に罹患リスクの増える癌であると報告されている．

表1 移植後スクリーニング

CEA, CA19-9，AFP, PSA 測定
Xp
腹部エコー
胸腹部単純 CT
GF（ピロリ陰性なら数年毎）
便潜血
乳癌，子宮頸癌スクリーニング

表2 免疫抑制薬と発癌リスク

CsA	発癌リスク増大	休薬または減量
TAC	発癌リスク増大	休薬または減量
ATG	PTLD 発症リスク増大	導入での使用を控える
AZA	発癌リスク増大の可能性あり	休薬，減量，MMF へ変更
mTOR 阻害	発癌リスク減少	腫瘍抑制効果あり

2. 移植後スクリーニングと治療

免疫抑制薬の調整，生活指導やピロリ菌除菌を含めた感染対策が必要である．加えて移植患者は，移植後定期的に癌のスクリーニングを行うことが推奨される．

具体的には，年に1回程度，**表1**のようなスクリーニングを行う．外来チェックリストも参照されたい．

腫瘍が発生した場合は，**表2**に応じて抑制薬の変更，減量や中止を検討する．

3. 移植後リンパ増殖性疾患（PTLD）

❶疫学と患者背景

臓器や造血管細胞移植後の外因性免疫抑制状態で発症する制御不能なリンパ球の増殖に関係する症状の総称である．PTLD は臓器移植後の10%に発症するとされ，移植臓器別に発症率が異なり，最も頻度が高い小腸移植では約20%，肺移植では4.2～10%，腎移植では最も低く発症率は1～3%とされている．

PTLD発症要因としてはEpstein-Barr virus（EBV）感染が挙げられ，移植後早期のPTLDにはEBV感染が関与する．移植腎内のドナー経由のリンパ球を介しEBV初感染が起こり，免疫抑制のため細胞障害性T細胞が機能しないことにより，潜在的にEBV感染B細胞は無秩序に増殖していく，という機序が考えられている[1]．

❷早期発症と晩期発症[2]

分類	発症時期	特徴
早期発症 early-onset PTLD	移植後1年未満	90%にEBVが関与 移植腎に発症することが多い
晩期発症 late-onset PTLD	移植後1年以降	EBV関与しない例もある （その割合は21～38%）

❸臨床所見

発熱，発汗，体重減少（B症状）が多く認められるが，臨床的特徴はしばしば非特異的であり，胃腸管，肺，皮膚，骨髄，および中枢神経系を含む結節外病変が一般的である[3]．典型的なリンパ節腫脹を認めるのは20%以下と少なく，腹痛，下痢，血便，食欲不振などの腹部症状，咳嗽や胸痛，息切れなどの気道症状が起こることもある．

❹検査項目[2]

カテゴリー	項目	備考
血液	生化学（LDHなど） EBV-DNA（定量PCR） その他リンパ球サブセット	定量PCRは感度，特異度ともに高い． EBV検査は保険で年1回可能であり， 当院では年1回の検査を推奨している．
生検	病理診断	EBER染色感度が高い
画像	エコー，CT，MRI	当院では年1回CT検査施行を推奨している．

❺予後不良因子[4]

①年齢 >60

② PS≧2

③ B 症状

④ LDH 上昇

⑤低アルブミン血症

⑥節外病変が 1 つ以上

⑦脳，骨髄，移植臓器の病変

⑧単形成病変

❻治療[4]

①免疫抑制薬の減量または中止

②抗体療法（リツキシマブ）

③ドナーリンパ球輸注入

④ EBV 特異的細胞障害性 T 細胞

⑤化学療法

⑥放射線療法

（備考：①の免疫抑制薬，特に代謝拮抗薬の減量または中止を当院では推奨しているが，拒絶には慎重に対応する必要がある）

文　献

1） Ishihara H et al. Post-Transplant Lymphoproliferative Disorder in Kidney Transplant Recipients：A Single-Center Experience in Japan.
2） 日本造血細胞移植学会．造血細胞移植ガイドライン―EB ウイルス関連リンパ増殖症，2018.
3） Al-Mansour Z et al. Curr Hematol Malig Rep 2013；8(3)：173-83.
4） Caillard S et al. J Clin Oncol 2013；31(10)：1302-9.

（永久知佳・宮坂　嶺）

4 移植腎機能不全の進行

POINT

◎適切な対応を行っていてもしばしば移植腎機能不全は進行し，透析再導入が必要となる.

◎透析再開や二次移植に向けた準備，免疫抑制薬の管理，移植片不耐性症候群などについて述べる.

1. 透析導入の準備と判断

おおむね1年以内に透析再導入になりそうな患者は，専門外来へ紹介し管理を行うことが望ましい．専門外来ではCKD管理で腎不全の進行を遅らせるとともに，腎代替療法選択（血液透析，腹膜透析，終末期医療）について十分な提示を行い，透析再導入の受け入れを図る大事な役割がある．適切なタイミングでのバスキュラーアクセス造設も重要な役割である．グラフトロス後の透析再開のタイミングについては，早期導入では生命予後に悪影響を与える可能性が示されている[1,2]ものの一定の見解がないのが実情であり，個々の症例に応じた対応が必要である.

2. 二次移植に向けて

❶免疫抑制薬の管理

一次移植が廃絶し二次移植を予定している患者の場合には，抗HLA抗体の産生を回避するべく内服している免疫抑制薬は透析治療の有無に関わらず，できるだけ内服を維持するよう努める[3-5]．現時点での移植腎機能ならびに二次移植の時期を考慮しながら免疫抑制薬の内服量を調整する．

まず患者より2回目の移植ドナーになりそうな候補者がいる情報を得た場合には早めにクロスマッチ検査を受けるよう勧める．

患者が免疫抑制薬をまだ内服している場合ではほとんどのケースで抗体は産生されず[4]，クロスマッチ検査は陰性のことが多い．移植腎が機能廃絶し透析導入から2回目の移植までの期間が1年以内であるならば，透析治療下においてもタクロリムス2〜4 mgおよびメチルプレドニゾロン4 mgを継続して内服してもらう．ミコフェノール酸モフェチルはeGFRが15を切ったら減量ないし中止をする．このような調整法によって無事にクロスマッチ検査は陰性のまま二次移植は成功裏に持ち込めることが多い．

ドナーなどの都合によって，レシピエントのタクロリムスとステロイドの内服が透析療法下で1年以上経過した症例では，投薬による悪影響（代謝性の合併症，ステロイド関連副作用，心血管合併症，感染症，悪性腫瘍，コスト等）を考慮し両剤を一時的に中止せざるを得ない．残念ながら免疫抑制薬の中止後にはDSAが産生され[6]，クロスマッチ検査は陰性から陽性に転化する場合が多いようである．免疫抑制薬の中止法であるが，タクロリムスは4〜6週間かけて漸減中止，メチルプレドニゾロンは離脱に伴う副腎不全をきたさないよう慎重に少量ずつ減量する．

❷グラフトロスの原因の究明

早期の急性拒絶反応の場合，再度拒絶反応が起こるリスクを考慮する．また，動静脈血栓症の場合は過凝固傾向の評価や，再発腎炎の場合は原疾患の再評価（再発率や治療法等）が必要である．

❸外科的な評価

移植腎の摘出の必要性，グラフトロスした腎臓の左右の評価，もう片側への植え込みが可能かを評価する．

3. 移植片不耐性症候群（graft intolerance syndrome：GIS）と移植片切除の予防

GIS は，喪失した移植腎に対する免疫学的不耐性を指し，免疫抑制薬の適切な減量にも関わらず 30〜50%に生じるといわれており，通常，透析再開の最初の1年以内に発症する．臨床的にはグラフトの腫大や圧痛，肉眼的血尿，発熱，倦怠感などである．高用量メチルプレドニゾロンが奏功する場合がほとんどであるが，改善がない場合は移植腎の摘出が必要になる場合もある[7]．なお，免疫抑制薬の低用量内服継続は，移植腎の摘出を回避できる可能性があることが示唆されている[8]．

4. 移植腎摘出術の適応

以下のタイミングで摘出を検討する．

①血栓症および重篤な急性拒絶反応による早期のグラフトロスの時

②グラフトロスした移植腎において持続的な免疫学的不耐性が見られる時

③持続性の感染や炎症が見られる時

④悪性腫瘍が見つかった時

Q & A

Q　透析（再）導入の受け入れができない患者には，どのように対応すればよいか？

A　筆者らも頭を悩ますことがある．受け入れができるようになるまで，患者と根気強く話し合いを続けながら，医師・看護師・移植コーディネーターなどの医療スタッフ間に限らず，患者家族，かかりつけ薬剤師，ケアマネージャーなど，患者を取り巻く社会全体で情報を共有し見守っていく体制作りも大事である．抑うつ傾向や希死念慮が見られた場合は心療内科や精神科にコンサルトを行う．週 3 回の透析の受け入れが難しい場合には，まずは週 1 回でよいから来てもらう，など提示をし，受け入れ状況を見ながら徐々に透析頻度を増やしていくこともある．適応がある症例には腹膜透析を提示するのもよい．

文　献

1）Gill JS et al. Kidney Int 2002；62：1875-83.
2）Scialla JJ et al. Kidney Int 2014；86：798-809.
3）Pham PT et al. World J Nephrol 2015 May 6；4(2)：148-59.
4）Augustine JJ et al. Transplantation 2012；94：738-43.
5）Del Bello A et al. Transplantation 2012；93：936-41.
6）Del Bello A et al. Clin J Am Soc Nephrol 2012；7：1310-9.
7）Woodside KJ et al. Transplantation 2014；97：648-53.
8）Madore F et al. Clin Nephrol 1995；44：284-9.

（別府寛子）

5 腎移植後の妊娠・出産

POINT

◎移植後は免疫抑制薬などの薬剤服用，易感染性，移植臓器への障害，児への影響など多くの特殊な状況が存在し，母体・胎児・移植腎への影響が懸念される．

◎慎重な管理の元，計画的に出産を進めることで母体への負担を軽減できる．

1. はじめに

❶腎移植患者は透析患者と比較して生産率が約 10 倍高く，安全な妊娠，出産が期待できる[1]．

❷しかし，一般人口と比較すると平均出生時体重は低く，子癇，妊娠高血圧，帝王切開率等の産科合併症は高いなどの特徴がある[2]（表 1）．

表 1　腎移植後妊娠のリスク

子癇
妊娠高血圧
妊娠糖尿病
帝王切開
胎児発育遅延
未熟児
低出生体重児

❸ Shah らのレビューでは（4,174 人の 6,712 妊娠症例を解析），出生率は 72.9%，合併症は子癇 21.5%，妊娠高血圧 24.1%，

妊娠糖尿病 5.7%，中絶 12.4%，流産 15.4%であった．帝王切開は 62.6%，早期産は 43.1%，在胎週数は中央値 34.9 週，出生体重は中央値 2,470 g であった[3]．

❹腎移植後の母親から生まれた児の発達については報告が少ないが，認知発達はコントロール群と比較して有意差がない[3]とする報告や子宮内でシクロスポリンに曝露された児は出産時合併症，腎機能，免疫発達等のリスク増加と関連しない[4]といった報告などがある．

2. 妊娠準備

❶『臓器移植後 妊娠・出産ガイドライン 2021』における妊娠許可基準[5]

①移植後 1～2 年経過，全身状態が良好である．
②血清クレアチニンが 2 mg/dL 以下，できれば 1.5 mg/dL 以下が望ましい．
③直近 6 カ月以内に急性拒絶がなくドナー特異的 HLA 抗体がない．
④ ACE 阻害薬，ARB を使用せず血圧が正常である．
⑤タンパク尿がない（500 mg/day 未満）．
⑥エコー上移植腎が正常である（腎盂腎杯の拡張がない）．
⑦推奨される免疫抑制薬
- ・プレドニゾロン：15 mg 以下
- ・アザチオプリン：2 mg/kg 以下
- ・シクロスポリン，タクロリムスが治療レベルである．
- ・ミコフェノール酸モフェチルやシロリムスは禁忌である．
- ・ミコフェノール酸モフェチルやシロリムスは受胎を望む 6 週間前には中止しておくべきである．

当院の妊娠許可基準は上記のガイドラインに加え，以下の基準を考慮している．

①移植後少なくとも 1 年経過．

1 2 3 4 5 6

②移植腎生検で拒絶所見がないこと．

③免疫抑制薬の変薬後（ミコフェノール酸モフェチル），少なくとも3ヵ月間腎機能増悪がないこと．

❷薬剤

①免疫抑制薬は上記の通り，妊娠希望があり許可できる場合はミコフェノール酸モフェチルを中止しアザチオプリンへ切り替える（例：アザチオプリン 25 or 50 mg）．

②降圧薬についてはACE阻害薬やARBは胎児毒性の非常に強い薬剤で，妊娠中後期の使用が問題となる．

③妊娠中使用可能な降圧薬

メチルドパ（アルドメット），ヒドララジン塩酸塩（アプレゾリン），アテノロール（テノーミン），ニカルジピン塩酸塩（ペルジピン）で，$\alpha\beta$遮断薬のラベタロール塩酸塩も使用可能．

3. 移植腎への影響[6)]

❶出産後は生理学的に40%までのGFR増加が見られる．このGFR増加が見られない場合は予後の悪化につながる．

❷GFR増加に伴い，通常はCr値も低下するためわずかなCr値上昇も注意が必要である．急性拒絶率は報告によって違うが，一般集団と大きな相違はなく移植後2年での移植腎機能廃絶は5～9%と報告されている．

❸妊娠中に腎機能悪化が見られた場合

①エコーで水腎の有無を確認：子宮による移植腎圧迫，水腎が重度であり腎機能悪化を認める場合は，ステント留置や分娩について産婦人科医と相談する．

②拒絶の可能性について確認：タクロリムスのトラフ値は妊娠中低下する可能性があるため（妊娠中の体液増加，薬物動態の変化による），内服量を増量させる必要がある[7)]．

低すぎるトラフ値が続いていないかチェックするとともに，エコーで腎血流を確認する.

4. 分娩方法と授乳

❶移植腎は通常の経膣分娩への影響はなく，帝王切開は必ずしも必須ではない．帝王切開の場合は子宮動脈の前方を走る移植腎の尿管に気をつける必要がある.

❷帝王切開の場合は，ステロイドカバーを行うこと（例：ソル・メドロール 500 mg＋NS 250 mg).

❸米国小児科学会（AAP）は授乳を推奨している[10]が，当院では授乳は禁止としている.

Q & A

Q　産婦人科からコンサルトがきたらどうしたらよいか？

A　①現在飲んでいる免疫抑制薬の確認.
②基本的に周産期は内服可能なので，すべて免疫抑制薬内服は継続する.
③帝王切開の場合はステロイドカバーの指示をする.
④出産後の腎機能推移を採血でチェックする.
⑤出産後はその日の夜，または翌日朝から元々の代謝拮抗薬（ミコフェノール酸モフェチル，ブレディニン等）に戻すよう指示する.

Q & A

Q　授乳はさせてよいか？

A　本邦における『臓器移植後 妊娠・出産ガイドライン 2021』では原則禁止となっている．一方で米国移植学会の提言では「必ずしも禁忌ではない」となっている．ステロイド，シクロスポリン，タクロリムスの胎児曝露量は母親の体内量に対して2%以下という報告もあるが，ミコフェノール酸モフェチルについては不明である．そのため授乳の安全性については慎重に議論する必要があるといえる[8]．

文　献

1）Piccoii GA et al. Nephrol Dial Transplant 2014；29：1578-86.
2）Shah S et al. BMC Nephrology 2019；20：24.
3）Schreiber-Zamora J et al. J Matern Fetal Neonatal Med 2019；32(9)：1523-27.
4）Stanley CW et al. Transplant Proc 1999；31：241-2.
5）一般社団法人日本移植学会. 臓器移植後 妊娠・出産ガイドライン 2021.
6）Song C, Kumar V. CJASN 2020；15：120-2.
7）Akturk S et al. Transplant Proc 2015；47：1442-4.
8）Klein CL. CJASN 2022；17：114-20.

（大木里花子）

第5章

生体腎移植ドナーの流れ

1 ドナーになるための条件

POINT

◎倫理的配慮を謳った『イスタンブール宣言』に則り，ドナーになるためには倫理的社会的適応を満たしていることが必要とされる.

◎腎機能が良好であり（eGFR≧80），悪性腫瘍，感染症がないこと，片腎となった後に不利益とならないよう術前に十分な検索を行う.

1. 倫理的問題

❶ 2022 年 12 月 27 日に日本移植学会，日本臨床腎移植学会，日本内科学会，日本腎臓学会，日本透析医学会の 5 学会が，臓器取引の禁止などを提言した『イスタンブール宣言』の順守を掲げ，「移植の恩恵は，必要とする人々に公平に分配されなければならない」とした.

❷ドナーになるためには，レシピエントの親族であることが必要である．日本移植学会の倫理指針では 6 親等以内の血族，3 親等以内の姻族と定義される（義理の両親，祖父母，叔父叔母，姪甥もドナーの適応となる）（図 1）.

❸提供に際してドナーの自発的な意思があること，提供意思の第三者（精神科医など）により確認，本人であることの公的証明書の確認などを行い，移植医，移植コーディネーターや精神科医，倫理委員会，アドボケーターなどと慎重に検討を行っていく必要がある.

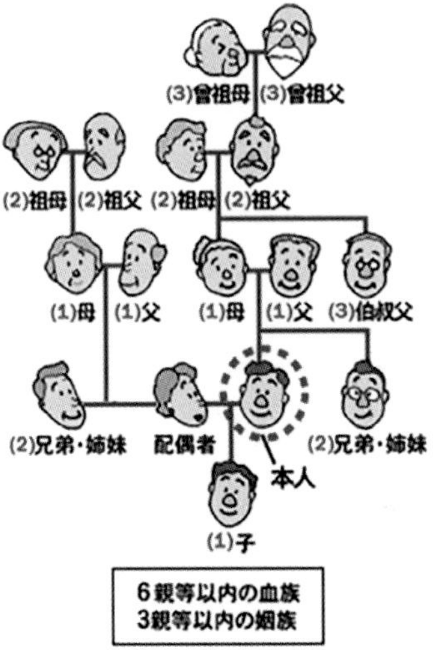

図1　6親等以内の血族／3親等以内の姻族
（東京女子医科大学附属足立医療センターホームページより）

2. ドナーの術前評価

生体腎ドナーの適応について表1に示す．生体腎移植においては，誰にも強制されない自発的な自由意思による提供が大前提となる．ドナーは健康体であり，片腎摘出手術を安全に行いうること，摘出後も腎機能を保ちながら術前と同様の社会生活を送れることが高い確率で保証されなくてはならない．前述したように，

表1　生体腎ドナーの適応

①組織適合性検査　リンパ球交差試験が陰性であること
②年齢は30歳から75歳前後
③正常な腎機能（CCr 70 mL/min 以上）と正常な尿所見
④糖尿病，悪性腫瘍，活動性感染症，精神疾患がないこと
⑤6親等以内の血族および3親等以内の姻族

生体腎移植のドナーはレシピエントとの続柄において6親等以内の血族および3親等以内の姻族と定義されている．自発的な自由意思による提供であること，金銭の授受がないことを家庭内の人間関係を含めて確認する．リエゾンや精神神経科医師による充分な面談が行われることが重要である．

❶免疫学的条件

手術時にレシピエントがドナーリンパ球に対して抗体を有していないこと，少なくとも細胞障害試験（CDC，LCT 検査）にてTリンパ球に対する抗体を持っていないことが必須条件である．

❷年齢

暦上の年齢ではなく生理的な年齢をもって評価する．未成年者，20歳代前半は生体ドナーの適応とはしていない．

❸絶対的な禁忌

腎疾患，3種類以上の降圧薬でようやくコントロールされている高血圧症，糖尿病，慢性肝炎，悪性腫瘍，結核などの活動性感染症の存在はドナーから除外する．またレシピエントに持ち込み感染症を発症する可能性のある HBV 肝炎，HCV 肝炎，HTLV1 感染症，HIV 感染症も原則としてはドナー不適当である．昨今は HBV に対してラミブジン，HCV に対して DAA 製剤を使用した後の腎提供の例も報告されている．このような場合，術後レシピエントへのウイルス移行に伴う肝炎の新規発症は厳密にモニタリングされなくてはならないし，移植前に十分なインフォームドコンセントが必要である．

❹相対的な禁忌

軽度の腎機能低下，軽度の耐糖能異常，中等度の高血圧症については症例ごとに腎臓内科医と相談のうえ，判断する．

❺ドナーの高齢化に伴い，全身麻酔下の腎臓摘出に備えて心臓エコー検査，ならびに心臓シンチグラムなどを利用して心血管系イベントの入念なチェックが必要であることはいうまでもない（循環器内科，麻酔科受診など）．

❻基本的にはドナーの左腎を摘出するが，腎臓に左右差がある場

合などはレノグラムやCT容積測定などで分腎機能を評価する．ほかに，右腎に腎結石，尿路結石がある場合など，残腎による不利益がドナーに及ばないよう考慮する．

（大木里花子）

memo

2 ドナーに対する術前評価

POINT

◎腎機能評価，悪性腫瘍検索，心機能評価を中心に漏れがないよう適格性検査を進める．

◎適格性検査の結果，治療が必要な病気が見つかった場合は，移植はいったん中止し，その病気の治療が優先される．

1. 検査の流れ

❶**生体適合性検査**：その他一般採血検査（感染症，腎機能，尿検査含む）：施設により蓄尿検査，イヌリンクリアランス，腎動態シンチグラフィ検査など

❷**悪性腫瘍検索**：造影CT（3Dで血管構造も合わせて評価），胃カメラ，大腸カメラ（便潜血可），男性の場合はPSA値の確認，女性の場合は乳癌，子宮癌の検索（検診や人間ドックでの実施でも可）

❸**心エコー，心電図検査を実施し循環器内科受診**：耐術能評価

❹**腎臓内科受診（当該移植と関わらない医師による評価）**：ドナーとして適格か第三者の立場から評価

❺**神経精神科**：精神科医や臨床心理士などの第三者により，自発的な腎提供の意思があることを確認

❻**呼吸機能検査**

❼**麻酔科受診**

・適格性検査項目は，上記が基本であるが移植施設やレシピエント・ドナーの状態によっても異なる．

・移植施設により，適格性検査は入院で行う場合もあれば，外来で数日に分けて行うこともある．

・基本的にはドナーの左腎を摘出するが，腎臓に左右差がある場合などはレノグラムや CT 容積測定などで分腎機能を評価する[1)]．他に，右腎に腎結石がある場合など，残腎による不利益がドナーに及ばないよう考慮する[1)]．

文　献

1）海上耕平他．移植 2021；56(4)：363-70.

（大木里花子）

memo

3 ドナーに対する手術手技

POINT

◎術前に造影 CT で腎血管の本数・分枝・位置を十二分に確認し展開をイメージしておく.

◎展開は通常の鏡視下腎摘除に準ずるが，健康人に対する手術であることを認識し，危険な操作をしないように細心の注意を払う.

1. ドナー（生体）：後腹膜鏡下ドナー腎採取術

❶手術室での準備

・ラパロモニターの準備：黄色いコードを壁面に接続.

・CT 画像準備：3D 構築像も確認しておく.

・ホワイトボードに患者情報の書き出し（年齢，身長/体重，腎動脈本数，レシピエント情報，Hb，腎機能など）

・膀胱留置カテーテル（14Fr. フォーリーカテーテル）を挿入.

・剃毛，pfannenstiel 切開のマーキング（可能な限り術者がマーキング，位置は恥骨上縁中心に 4 横指．ポートのマーキングは執刀医が行う）

❷体位（図 1）

・全身麻酔がかかったら（左腎摘の場合），右側臥位に体位変換する.

・手術台は折らずに，腋窩枕・腰枕を入れるのみ.

・恥骨上部から腎臓を取り出すために EndoCatch® を挿入するので，足と干渉しないように右足を伸ばし，左足は後方に落とし気味で気持ち背側に傾ける.

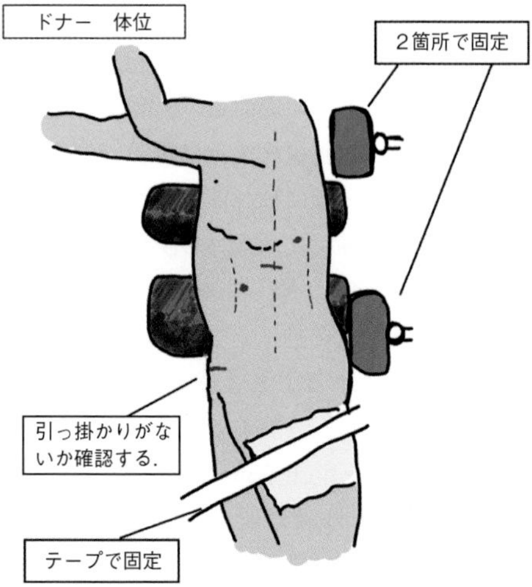

図1　生体腎移植ドナー術中体位

頭側の背板：肩から肩甲骨付近（足側すぎると腹側の5 mm ポートを留置する際の腹膜の剥離で，Endo Peanut® が背板に当たって困難になる）.

下の背板はお尻の位置：こちらはそれほど手術操作に干渉しない.

4本目のポートを入れる場合．腹膜を剥離できていれば腹直筋外縁の左手ポートとカメラポートの間，その隙間が狭ければ頭側に追加で留置する.

・左肩も背板に寄っかかる感じで，右肩は前に抜いておく.

手洗いをしたあとにデバイスの準備を行う.

以下準備物品：

LigaSure®（Maryland type）もしくは SONICBEAT®（施設によっては THUNDERBEAT® など），12 mm カメラポート（OLYMPUS），12 mm トロッカー（OLYMPUS），リユース金属 5 mm ポート（7 cm or 9 cm；体格に併せて），Maryland 剥離鉗子，有窓鉗子，吸引管，EndCatch® II or Inzii®（オリンパス），EndoGIA® Ultra Universal Stapler 12 mm（COVIDIEN），Tri-Staple® Gray（30 mm），Alexis® wound retractor_S, Endo Peanut®

❸手順

①第12肋骨下（後腋窩線上ぐらい）に1.5～2 cmほど皮切を置き，電気メスで皮下を切開する．S字鈎で鈍的にsplitし，外腹斜筋・内腹斜筋・腹横筋を分け後腹膜に到達したら示指を挿入し肋骨の裏側・腎に触れることを確認しながら後腹膜を鈍的に剥離する．続いて丸形PDBを挿入し，鏡視下に腹側と頭側に各々15回ずつ膨らませる．

② 12 mmカメラポートを挿入し，鏡視下で後腹膜にカメラポート先端が入っていることを確認し30 mLの空気でポートバルーンを膨らませる（筋肉の中でバルーンが膨らまないように注意）．10気圧high flowで送気する．

③肋骨下縁・腰方形筋外縁の間に12 mmポートを挿入する（右手は少し腎上極方向に先端は下げるようにして挿入）．

④助手は術者側に移動し，カメラワークを行う．Endo Peanut®

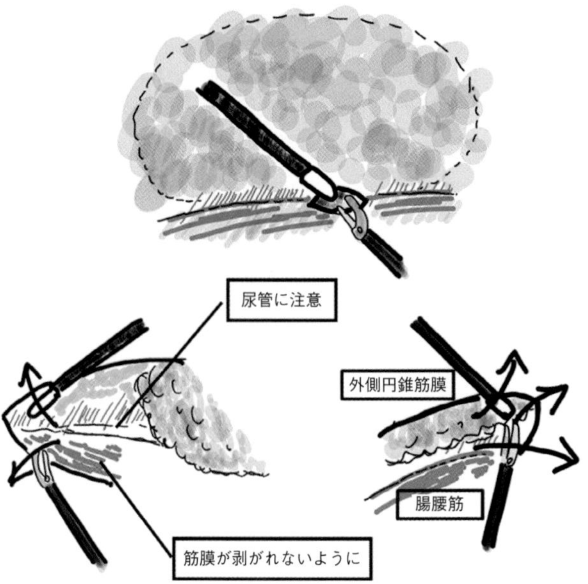

図2　後腹膜腔の展開

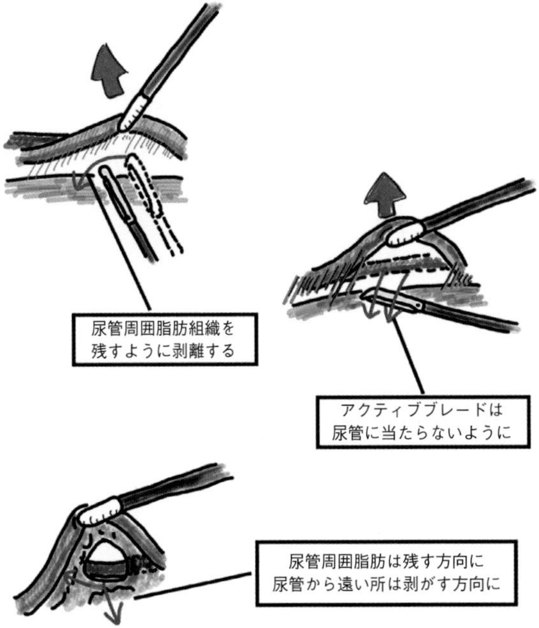

図 3　尿管の剥離

を用いて鈍的に腹膜を剥がし，5 mm ポートを挿入する（腹直筋外縁）（**図 2**）．必ず腸腰筋の確認を行い，lateroconal fascia の腰方形筋付着部で開窓し，腎周囲脂肪織を持ち上げるように Gerota 筋膜後葉を鈍的剥離・シーリングを行いながら頭側尾側に剥離を広げる（腎臓を持ち上げると，Gerota 脂肪と大動脈周囲の脂肪の境目が出てくる）．尾側まで剥離すると尿管（尿管の下に見える白い筋が見えてくる）と gonadal vein が透けて見えてくるので，尿管と gonadal vein の間から左手 Endo Peanut® と右手デバイスを用いて剥離し再び尾側に剥離を進める．この際に尿管周囲脂肪を剥がさないように注意する（SONICBEAT® を用いる場合はアクティブブレードが尿管に当たらないように向きに気をつける）（**図 3**）．

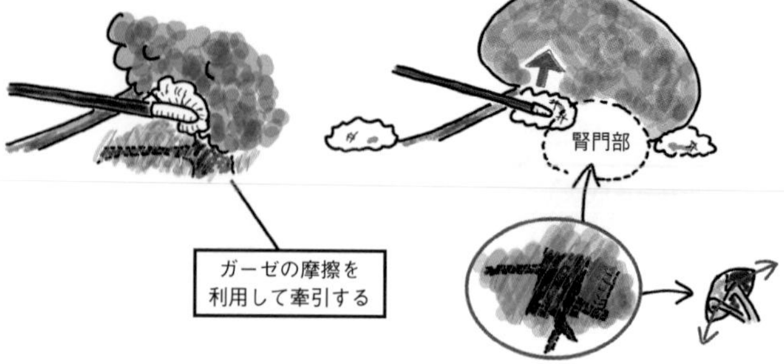

図4　腎門部の剥離

⑤尿管の処理がある程度終了したら腎門部の処理に移る（**図4**）．ガーゼで腎臓を持ち上げるように剥離すると腎門部の輪郭がわかってくる．腎上極にハーフガーゼを差し込み，腎門部の処理を行う．腎門部と思われる箇所の脂肪組織・膜構造の剥離を行うと血管の輪郭が判明する．Gonadal vein を腎門部方向に剥離すると腎静脈流入部に至る（Gonadal vein は画面で見た上と下側に枝が出るので，最初の剥離の際は直上が一番安全で，観音開き様に露出させるのが安全）．腎静脈流入部は裏まで剥離し，のちに血管クリップ（もしくは LigaSure®でシーリング）できるようにしておく．剥離の際は細かい枝に留意する（点線のラインをイメージして表面のリンパ管を切開する．① gonadal vein の真上を開き脇にたどって，腎静脈に沿って lumber vein に向かって降りてくるイメージ［**図5**］）．

⑥腎動脈周囲のリンパ組織を右手剥離鉗子で剥離，SONICBEAT®（または LigaSure®）で凝固切離する．血管の脇まで行うと，腎静脈からの腰静脈と腎静脈に交差する回旋枝の輪郭が見えてくる（Gonadal vein を先に処理すると，腰静脈が伸びて，余裕をもって切離できる）．それぞれ適切に処理する．

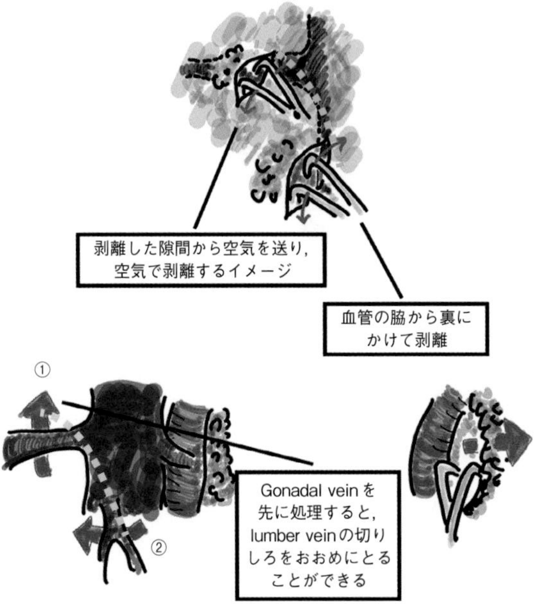

図 5　腎静脈近傍の剥離

⑦腎門部の処理がある程度までできたら，左手を有窓鉗子に持ち替え，lateroconal fascia をどけて腎外側の周囲脂肪組織を牽引し上極から下極に向かって剥離する．ここでは腎門部・尿管との位置関係に気をつける．下極（腎門部と尿管の間）に脂肪の薄い箇所（window）が見えてくるので，そこを目標に脂肪を切り分けていく．前面の脂肪を剥がし終わったら，次は腎を愛護的に持ち上げて上極内側を剥離する（**図 6**）．

⑧腎上極まで剥離したら上極内側の処理を行うが，上極内側に aberrant が入る場合があるので腎臓表面からの血管を確認し丁寧に内側を切離していく．腎後面の処理が一通り終わったら腎前面の脂肪を腹膜につけるように剥離する．下極の処理は尿管と gonadal vein の間の剥離が十分に終わっていなければ，尿管を持ち上げて間を剥がして下極に至る．腎下極

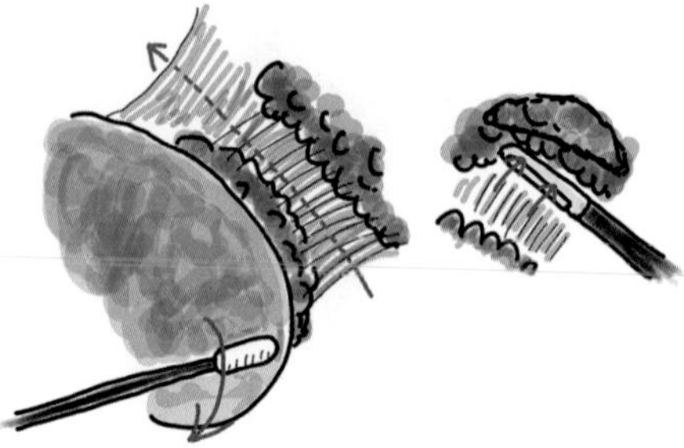

図6　腎周囲の脂肪剥離

の脂肪組織を切離し，上極から腎臓を倒すように腎動脈・腎静脈を同定するまで剥離を行う．上極は基本的に腎臓表面を剥離してくが，腎門部付近は入りすぎないように注意する．副腎と腎臓の間の層を切開すると副腎が腹膜側へついていく．下極を先に遊離できていると剥離しやすい．副腎と腎臓の間が剥離できると次に血管の層が出てくる．腎動脈が伸びるように左手で腎臓にテンションをかけて剥離する．倒した時に腎動脈の付け根が見えるようにするが，見えにくい場合は腎動脈の頭側の組織が残っていることが多い．腎動脈周囲，腎静脈の壁を確認，動静脈間の処理を行う．副腎静脈も可能であれば処理すると静脈が長く取れる．

続いて下極・尿管の処理を行う．尿管を足側で確保して下極まで尿管と腹膜の間の膜を切り上げる．中～下極もGerota外の腹膜の層まで剥離し腹膜の層を繋げるように頭側尾側からその間の脂肪を切開すると腎臓を手前に倒すことが可能となる．尿管と腎臓を手前に倒して腹膜を剥離し，腎静脈が見えるまで剥離する．腎臓の前面にガーゼを，腎血管を巻くように置いて後面から血管の前後にガーゼが見えると剥離は完了（もし間に組織が残っていたら，ガーゼが見えるまで剥離する）．動静脈間のリンパ組織・神経も処理し腎臓が周囲から遊離できたら，Endo Peanut® 用いて膀胱側腔ま

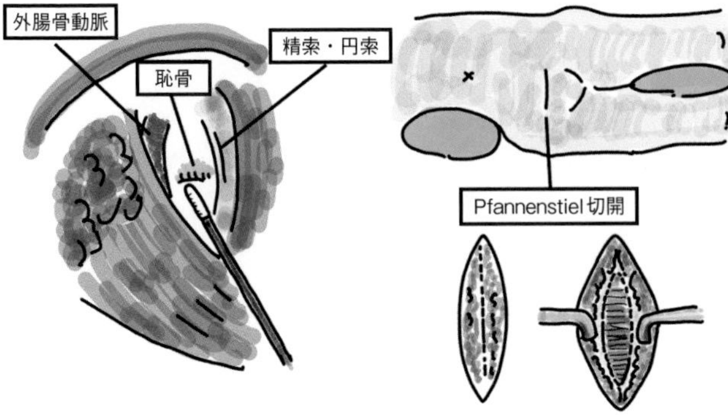

図7　Retzius 腔の剥離

で剥離を行う．その際腸骨動脈に気をつけることと，男性なら精索，女性なら子宮円索を確認しながら剥離を行う．助手は pfannenstiel 切開を置き，Retzius 腔の剥離→ wound retractor を挿入し 7 号の手袋を被せる（図 7）

（※①子宮全摘後や前立腺全摘後，複数回の帝王切開後など Retzius 腔の展開が難しい場合がある．無理すると腹膜損傷する．困難な場合は側腹部から摘出する．②麻酔科にマンニトール 100 mL を依頼する）

⑨尿管をクリップして切離し，手袋小指先端を切り EndoCatch® を向きに注意して挿入する（This side up）．EndoCatch® を（助手から見て）左側を上げつつ，術者が袋を広げる．

⑩ EndoGIA® を挿入し，動脈の場合は 1 回・静脈の場合は 3 回レバーを回しブレードの向きを変える．腎臓を手前に起こし，左手 Endo Peanut® で静脈を押して，右手の EndoGIA® は必ず持ち上げないように動脈に通す．ブレードを元まで挿入し十分血管が入ったことを確認し，血管長をとれるように中枢側にブレードを当てがいクランプしステープルして切離する．静脈も同様に注意しながら切離する（緑矢印のように静脈は頭側にピーナッツで抑える［GIA に押し込むように］，図 8）．

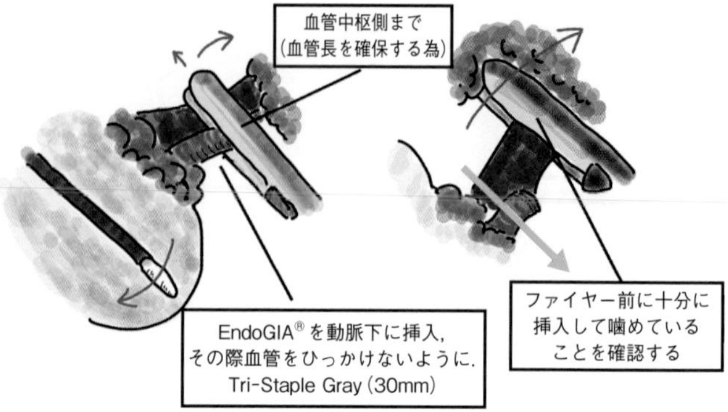

図8 GIAの挿入（腎動静脈の切離）

⑪ EndoCatch® に腎臓を収納，尿管までしっかり入っていることを確認して袋を閉める（※カメラ担当は，カメラポートを少し引きながらオーバービューにすると，術者は見やすい）.

⑫摘出が終了したら，止血を確認し，閉創を行う．ポートを抜くときは，カメラで見ながら抜くこと（※閉創は通常と同様に筋膜を閉じ，皮下を埋没縫合する．ドレーンは入れていない）.

（前之園良一・阪野太郎・神澤太一）

4 退院後のドナーに対する内科的管理

POINT

◎術後単腎となった後は定義上 CKD 患者であり多くは CKD ステージ G3 以上となるため，保存期としての腎不全管理が必要である．

1. ドナーの腎予後

基本的に腎摘出後にドナー腎機能は提供前の 7 割程度に低下する[1)]が，以後は安定して経過することが多い．生体腎移植ドナーは，術後単腎となった後は定義上 CKD 患者であり多くは CKD ステージ G3 以上[1)]となるため，たとえ経過が安定していても生涯にわたるフォローアップが必要となる．

2. フォローアップ

❶退院後 2 週間後に受診し，腎機能を含む採血データ，創部の確認をする．以後 1 カ月後，3 カ月後，以降は半年〜1 年に 1 回フォローアップを行う（遠方の場合は，近医を紹介する）．

❷術後の尿タンパクや高血圧は提供後の腎機能悪化と関連することが知られており[2)]，さらに高血圧および糖尿病は腎提供後ドナーの腎不全の原因として挙げられる[3)]．

❸提供後の体重増加は高血圧および糖尿病のリスク因子となるため，これらの内科合併症/生活習慣病の加療が重要となる．

❹術中腎生検（0 hour 生検や 1 hour 生検など）にて IgA 腎症や膜性腎症が偶発的に指摘されることもあり，その場合には，以

後のドナー加療に生かすようにする.

Q & A

Q **ドナーの長期的腎予後はどうなっているか？**

A 生体腎ドナー全体として一般人口と比較した場合は，末期腎不全に陥るリスクは生体腎ドナーのほうが低い報告もあるが[4]，2019 年の日本透析学会の報告ではドナーが腎提供後に透析導入となった症例が 104 症例確認されている．また 60 歳以上の高齢ドナーでは術後 15 年での ESRD リスクが有意に高くなる[5] という報告もあり，高齢ドナーを含むマージナルドナーでは十分なフォローが必要と考える.

文　献

1）Kasiske B et al. Am J Kidney Dis 2015；66：114-24.
2）Ibrahim HN et al. Am J Transplant 2017；17：3141-8
3）Issa N et al. Clin Transplant 2018；32：e13360.
4）Ibrahim HN. N Engl J Med 2009；3605：459-69.
5）Muzaale AD et al. JAMA 2014；311(6)：579-86.

（大木里花子）

memo

第6章

その他

1 献腎移植の流れ

POINT

◎ JOT（日本臓器移植ネットワーク）から該当患者の連絡があれば，すみやかに意思確認，術前検査を行う．

◎病棟管理チーム，臓器摘出チーム，移植チームに分かれ，流動的に動くことが望ましい．

1. JOT（日本臓器移植ネットワーク）における腎臓移植希望者（レシピエント）選択基準

臓器提供の申し出があり，臓器提供が可能と判断されると，日本臓器移植ネットワークで下記基準に基づき，レシピエントの選択が行われる[1)]．

❶前提条件

① ABO 式血液型の一致および適合の待機者

②リンパ球交差試験（全リンパ球または T リンパ球）陰性

③ 1 年以内に移植希望者（レシピエント）の登録情報が更新されていること

④ C 型肝炎抗体陽性の臓器提供者（ドナー）から提供された腎臓は，C 型肝炎抗体陽性の移植希望者（レシピエント）のみを対象とし，リスクについて十分に説明し承諾を得られた場合にのみ移植可能とする

❷優先順位

①親族（親族優先提供の意思表示がある場合）

②血液型：適合および一致

③臓器提供者（ドナー）が 20 歳未満の場合は，選択時 20 歳未

満である移植希望者（レシピエント）を優先する

④下記 1)～4) を点数化し，合計点数が高い順

1) 搬送時間（阻血時間）

2) HLA の適合度

3) 待機日数

4) 未成年者（16 歳未満と，16 歳以上 20 歳未満に加点）

2. 献腎移植の流れ

❶レシピエント候補が自施設で挙がったら（図 1）

① JOT から連絡があったら，患者に電話し意思を確認する．患者につながらない場合，当該患者が血液透析患者であれば，透析病院に連絡して確認する．

②意思があれば可及的すみやかに来院を依頼する．

③麻酔科，手術室，ICU，集中治療科，透析室，入院病棟などに連絡をする．

④患者の術前検査を行う．

❷患者への確認事項，施行すべき術前検査

〈問診事項〉

①最終献腎検診後の病歴，入院歴の確認

②悪性腫瘍加療歴

③最近の輸血歴（および女性では妊娠歴）

④ COVID-19 感染有無，濃厚接触の有無，ワクチン歴（回数，最終接種日）

⑤最終透析日（基本的に手術前日には透析を行う）

⑥最終食事時間

⑦内服歴（抗凝固薬の確認は必ず行う）

〈施行すべき術前検査〉

①一般採血（感染症項目も含む）

②胸部～骨盤部単純 CT

③心電図，心エコー：循環器内科コンサルト

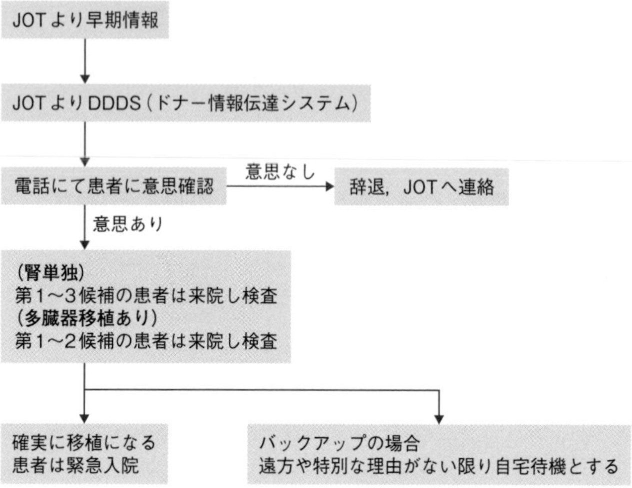

図1　当院における献腎移植レシピエント対応フロー

④呼吸機能検査：麻酔科コンサルト
⑤ COVID-19 PCR 検査

3. 臓器摘出

・摘出チームを調整する（当院の場合膵腎同時，もしくは肝腎同時の場合は消化器外科と混成チームであるので，相談して集合時間・集合場所を確認する）.

・腎単独の場合は行くことが決まった段階で手術室に連絡，持参物品の確認を行う.
持参物：手術に必要な物品が入ったスーツケース・白衣・バッジ・履物など.

・脳死下・心停止後ともに共通する心構えとして，ドナーおよびご家族に対する敬意と提供施設・担当医に対する配慮を心がけるべきである.

❶脳死下ならびに心停止後の腎提供における流れ

脳死下ならびに心停止後の腎提供の流れを図 2 に示す．心停止後で許される状況であれば家族の同意を得た後に，ベッドサイドにてダブルバルーンカテーテル（12, 14, 16Fr）の挿入が望ましい．

※心停止後に灌流液で灌流し，いかに温阻血時間を短くするかが肝要である．

※温阻血時間の短縮は提供臓器の生物活性維持にきわめて重要であり，カニュレーションからの体内還流開始のタイミングは特に心停止後摘出の場合には可及的に早く行う必要がある．

❷臓器の摘出ならびに腎臓の保存方法

多臓器を摘出する場合も含め，全身麻酔下で胸部外科チーム，腹部外科チームに分かれる．

①スタートは心臓血管外科・呼吸器外科チームと肝臓外科チー

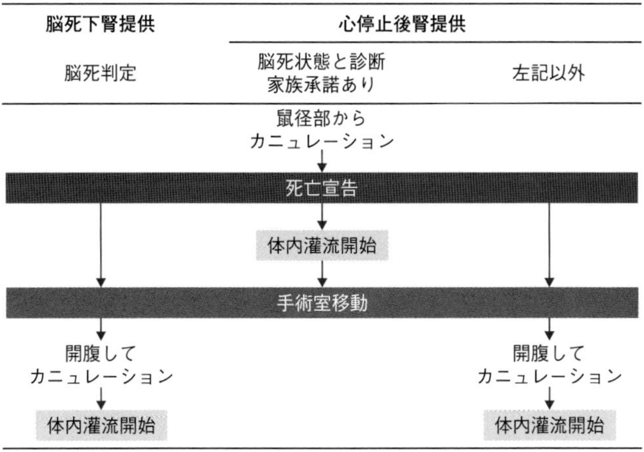

図 2　腎提供における流れ（文献 2 を改変）

ムで執刀し，それぞれの血管の剥離を行いカニュレーションの準備を行う．血管のテーピング含め準備ができたら，ヘパリン10,000～20,000単位静注を麻酔科に依頼し3分程度待つ．心臓血管外科の合図に合わせてクロスクランプを行う．

②摘出は心臓→肺→小腸→肝臓→膵臓→腎臓

③肝臓・膵臓が摘出されている場合は，大動静脈頭側はすでに切断されている．腎の位置を確認して尾側から血管の切離と剥離を行う：特に尿管を確保しておくことが肝心！

④腸管損傷をしないように臓器の位置関係を把握し椎体から血管を剥離していく．

⑤ en-blockで摘出を行ったら，バックテーブルで再度灌流し，左右の腎を分けるために血管の走行に十分留意し，大動脈の背面から切開する．分けられた腎臓は清潔野，不潔野がレシピエントチームに明確にわかるよう，当院では図3のような方法で搬送している．

4. 移植～移植後

❶ドナー腎到着時間に合わせて，オペ入室時間を決め麻酔科，オペ室，執刀医と調整する．

❷移植後の流れは生体腎移植と同様である．

	1枚目	2枚目	3枚目
材料	アイソレーションバッグ	アイソレーションバッグ	アイソレーションバッグ
内容液	University of Wisconsin（UW）solution（UW solution）または Eurocollins（EC）	生理食塩水または乳酸加リンゲル（500 mL 以上）	なし
氷	なし	液体のみあるいはそのスラッシュアイス	なし

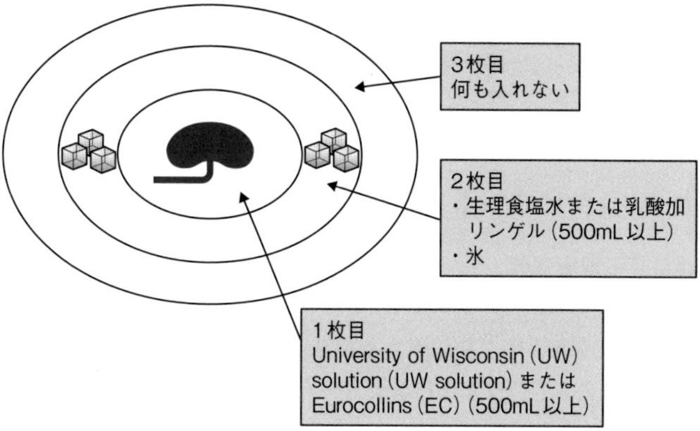

図3　臓器の保存方法

文　献

1）（公社）日本臓器移植ネットワーク．腎臓移植希望者（レシピエント）選択基準．
2）日本移植学会．腎採取マニュアル．http://www.asas.or.jp/jst/pdf/manual2021/006.pdf（2023/2/13 最終アクセス）

（大木里花子・前之園良一）

2 腎移植に関わる医療費[1)]

POINT

◎レシピエントが使用できる医療費補助制度は，レシピエント自身の健康保険および特定疾病療養受療証，身体障害者手帳（身体障害者福祉法），自立支援医療制度（更生医療・育成医療），（重度心身）障害者医療費助成制度である．これらは腎移植前に申請が必要である．

1. レシピエント

❶自身の健康保険

(腎移植前)

❷身体障害者手帳（身体障害者福祉法）：透析患者は１級，先行的腎移植の場合は基準に合わせて

❸特定疾病療養受療証あるいは障害者医療助成制度

(腎移植費用)

❹特定疾病療養受療証，障害者医療費助成制度あるいは自立支援医療制度（更生医療・育成医療）にて補助を受けることができる．

(腎移植後)

❺身体障害者手帳１級（免疫抑制薬を内服している期間は保持される）

❻特定疾病療養受療証は返還

❼自立支援医療や（重度心身）障害者医療費助成制度の併用によって補助される．

2. ドナー

❶術前検査・入院費はレシピエントの健康保険に包含される．

❷術前検査で問題があり，ドナー不適格あるいは治療が必要な疾患が発見された場合はドナーに実質負担がある．入院中の個室使用料などはドナーに請求される．

❸術後ある一定の期間からは自身の一般健康保険の診療に戻る．

文　献

1）日本腎臓学会・日本透析医学会・日本腹膜透析医学会・日本臨床腎移植学会・日本小児腎臓病学会編．腎代替療法選択ガイド 2020.

（大木里花子）

memo

MEMO

索引

こ

さ

し

す

B

C

D

E

F

G

H

I

数字

MEMO

女子医大式
腎移植ポケットマニュアル　ISBN 978-4-263-73213-7

2023年 6月 5日　第1版第1刷発行

監　修　石　田　英　樹
発行者　白　石　泰　夫
発行所　医歯薬出版株式会社

〒113-8612　東京都文京区本駒込1-7-10
TEL.(03) 5395-7640（編集）・7616（販売）
FAX.(03) 5395-7624（編集）・8563（販売）
https://www.ishiyaku.co.jp/
郵便振替番号 00190-5-13816

乱丁，落丁の際はお取り替えいたします.　印刷・真興社／製本・皆川製本所

MEMO

MEMO

MEMO

MEMO

MEMO